Découvrir
la réflexologie

Nicola M. Hall

DÉCOUVRIR LA RÉFLEXOLOGIE

• MARABOUT •

Avertissement

Les conseils, informations et recommandations contenus dans cet ouvrage ne doivent en aucun cas vous inciter à l'autodiagnostic ou à l'automédication. Ils ne remplacent pas le diagnostic ni les soins d'un praticien qualifié. Ils ne vous dispensent pas de consulter votre médecin. N'interrompez jamais un traitement, ne modifiez jamais une prescription sans avis médical. Ni les auteurs ni l'éditeur ne pourront être tenus pour responsables de la mauvaise utilisation d'un remède ou d'une thérapie décrits dans ces pages.

© Nicola M. Hall 1991, 1996
pour l'édition originale anglaise publiée
par Thorsons (Harper Collins Publishers) sous le titre
Principles of Reflexology.

© 1999 Hachette Livre (Hachette Pratique) pour la traduction française

---

Toute reproduction d'un extrait quelconque de ce livre par quelque procédé que ce soit, et notamment par photocopie ou microfilm, est interdite sans autorisation écrite de l'éditeur.

Sommaire

Introduction 9

1. Qu'est-ce que la réflexologie ? 12
2. Le mécanisme de la réflexologie 25
3. L'administration du traitement 36
4. Les zones-réflexes 52
5. Les affections soignées par la réflexologie ... 89
6. Témoignages 110
7. La réflexologie comme thérapie préventive . 135
8. Trouver un bon réflexologue 148

Adresses utiles et notice biographique
sur l'auteur 153

Index 154

■Introduction

Au cours de ces dernières années, on a constaté un intérêt accru pour les médecines complémentaires, qui font l'objet d'un très fort engouement, grâce en partie au soutien dont elles ont bénéficié de la part des médias. Certaines thérapies, telles l'acupuncture, l'homéopathie ou l'ostéopathie, étaient déjà bien connues auparavant, mais la télévision, la radio et la presse écrite ont beaucoup fait pour que le grand public prenne conscience de l'existence d'un certain nombre d'autres médecines moins connues, parmi lesquelles figure la réflexologie. Cet intérêt manifesté par les médias a, bien sûr, représenté un très grand encouragement pour tous les praticiens de ces spécialités. Toutefois, chaque médaille a son revers : en l'occurrence, la façon de traiter le sujet est souvent trop superficielle. Cette constatation se vérifie tout particulièrement dans le cas de la réflexologie, thérapie qui repose sur le principe du massage de zones-réflexes localisées sur les pieds. Il est certain qu'il s'agit là d'une partie du corps qui prête à sourire, mais il serait dommage que, ce faisant, un certain nombre de personnes ne saisissent pas à quel point la réflexologie est efficace et ne se résume pas à un chatouillement des orteils. Elle peut aboutir à des résultats surprenants, pour peu que le traitement soit administré par un praticien compétent.

La réflexologie considère qu'une personne forme un tout. Il s'agit là d'une approche sensiblement différente de celle de la médecine traditionnelle, dans laquelle on traite un symptôme en particulier. Un patient consulte en général quand il a un problème spécifique contre lequel il attend un traitement. Mais, dans la plupart des cas, il ne mentionnera pas d'autres problèmes, soit parce que ceux-ci lui paraissent mineurs par rapport à l'objet de sa visite, soit parce qu'il oublie d'en parler. Or il est parfaitement possible que différents symptômes se trouvent connectés et que tel problème que l'on néglige ait en fait un rapport avec celui qui a justifié la visite. À partir du moment où l'on considère un être humain dans son entité, on est en mesure de supprimer ou de soulager les symptômes en déterminant, puis en corrigeant la cause du problème.

Cette approche particulière des thérapies complémentaires offre un autre avantage : le patient dispose de beaucoup plus de temps pour parler avec son praticien. Par rapport aux quelques minutes que peut accorder un généraliste, le temps consacré par un thérapeute exerçant une spécialité complémentaire est nettement plus long. À titre d'exemple, un rendez-vous de réflexologie dure une heure environ, ce qui favorise une meilleure compréhension entre le patient et son réflexologue et permet à celui-ci de mieux évaluer son interlocuteur, tout autant que les problèmes qu'il présente.

Les médecins traditionnels restent bien sûr indispensables, mais force est de constater qu'un nombre croissant de personnes se tournent vers les différentes formes de thérapies complémentaires, pour parvenir à une meilleure approche de leur santé et des affections qu'elles peuvent subir. Cette évolution tient aussi à une méfiance qui se développe envers les médicaments, dont les effets secondaires inquiètent de plus en plus.

Pour l'instant, malheureusement, les médecins sont

trop peu nombreux à être conscients des bienfaits que peut apporter la réflexologie. Cette attitude provient en grande partie d'un manque de connaissances sur le sujet, et aussi du scepticisme que suscite inévitablement cette méthode de traitement. Dans la plupart des cas, il est vraisemblable que, si un patient indique à son médecin qu'il envisage d'essayer la réflexologie, il s'entendra répondre : « Si cela ne fait pas de mal, il n'y a aucune raison de ne pas essayer ; mais ça ne vous fera sans doute pas de bien non plus. »

Pour autant, un certain nombre de médecins envoient leurs patients chez un réflexologue et encouragent ce type de traitement. Il serait fort intéressant que cette tendance se développe, même s'il faut des années pour cela.

Chaque zone du pied correspondant à une partie du corps, il est possible de traiter l'organisme tout entier en agissant sur les pieds. Nous espérons que vous trouverez, dans les chapitres qui suivent, les précisions que vous attendez pour décider de suivre un programme de séances de réflexologie. Après avoir évoqué le contexte historique de cette thérapie, nous en précisons le mécanisme, la façon dont elle est administrée et ce que l'on peut en attendre.

Bien qu'il évoque certains points sur la façon de procéder, ce livre n'est pas à proprement parler un guide destiné à l'autotraitement. S'il est vrai que l'on peut se masser soi-même les pieds, moyennant quelques connaissances sur le sujet, c'est quand elle est pratiquée par un spécialiste expérimenté que la réflexologie donne les meilleurs résultats.

1∎Qu'est-ce que la réflexologie ?

Aujourd'hui, la réflexologie fait référence à une méthode de traitement dans laquelle, en massant les zones-réflexes situées aux pieds d'une façon particulière, on provoque un effet dans des parties du corps très éloignées de la région manipulée. On trouve également des zones-réflexes dans les mains, mais, dans la mesure du possible, il est préférable de travailler sur les pieds, avec lesquels on obtient une meilleure réaction.

La réflexologie est dérivée de ce que, à l'origine, on désignait sous le nom de « thérapie de zone », expression qui s'utilise encore parfois. Toutefois, il existe une légère différence entre les deux méthodes, comme l'illustre un historique de ces thérapies.

La réflexologie dans l'histoire

Les origines de la réflexologie remontent au moins à cinq mille ans : on sait que, à cette époque, les Chinois pratiquaient une forme de thérapie par pression, dont les principes étaient similaires à ceux de l'acupuncture. Les Égyptiens de l'Antiquité, eux aussi, utilisaient des méthodes comparables, environ trois mille ans avant Jésus-Christ, comme en attestent des dessins trouvés dans des tombes, qui montrent le massage des pieds selon des méthodes particulières.

L'un des premiers ouvrages consacrés à la thérapie de zone fut publié en 1582 par deux éminents médecins européens : le Dr Adamus et le Dr A'tatis. Peu de temps après, un autre livre fut publié à Leipzig par un certain Dr Bell. On sait que, à l'époque, la thérapie par pression était exercée sur de très nombreuses personnes en Europe centrale, et ce quel que soit leur statut social, du plus pauvre aux membres des familles royales. À une période plus récente, on a la preuve que certaines tribus primitives d'Amérique et d'Afrique avaient recours à une forme de réflexologie.

Ceci posé, on peut toutefois attribuer la première véritable avancée de la thérapie de zone au Dr William H. Fitzgerald, qui exerçait la médecine et la chirurgie dans le Connecticut, aux États-Unis. C'est en 1913 que ce praticien reconnu entama des recherches sur une façon de soigner qu'il dénomma thérapie de zone. À l'époque, il dirigeait le département nez et gorge de l'hôpital Saint-Francis à Hartford (Connecticut), tout en continuant à exercer ses deux spécialités. Diplômé de l'université du Vermont, il avait passé deux ans et demi au Boston City Hospital, puis deux autres années au Central London Nose and Throat Hospital (hôpital spécialisé dans le traitement des affections du nez et de la gorge). Après quoi, il était resté deux ans à Vienne, en tant qu'assistant des professeurs Politzer et Otto Chiari. C'est sans doute au cours de ce long séjour en Europe que lui vint son intérêt pour la thérapie de zone ; retourné en Amérique, il se mit à intégrer ce mode de traitement à sa pratique. Saluons ici son courage dans cette entreprise, car ses confrères n'étaient pas disposés à adhérer à ses idées nouvelles, ce qui d'ailleurs se comprend, compte tenu de l'époque.

Les découvertes du Dr Fitzgerald

À l'origine, le Dr Fitzgerald avait été intrigué par une constatation : tantôt il était capable de mener une opération du nez ou de la gorge sans occasionner une trop grande douleur chez le patient ; tantôt, sur une intervention similaire, il déclenchait une très grande souffrance. Il s'aperçut que, dans le premier cas de figure, le patient avait appuyé sur certaines parties de sa main ou que, lors de l'examen préalable à l'opération, lui-même avait exercé une pression sur certaines zones, ce qui avait inhibé la douleur dans d'autres régions du corps.

Le temps aidant, Fitzgerald parvint à établir une carte de ces emplacements. Il divisa le corps humain en dix zones d'énergie longitudinales, ou plus exactement en deux fois cinq zones, de part et d'autre d'une ligne médiane partageant le corps en deux. Chaque zone ainsi définie correspondait à l'un des orteils. La zone 1 partait du gros orteil et remontait tout le long du corps pour aller jusqu'au cerveau et redescendait jusqu'au pouce *via* le bras. La zone 2 allait du deuxième orteil à l'index en passant par le cerveau, la zone 3 du troisième orteil au majeur, et ainsi de suite, toujours *via* le cerveau.

La description ainsi faite n'avait aucun caractère impératif, puisqu'il était possible de parler d'un itinéraire inverse, partant d'un doigt de la main et passant par le cerveau pour arriver à l'orteil correspondant. Toutes ces zones traversaient le corps humain de l'avant vers l'arrière ; loin d'être de simples lignes, elles constituaient dans l'organisme des sections de largeur identique. À la différence des nerfs, elles ne se croisaient pas au niveau de la tête : ainsi, le côté droit de la tête et du cerveau se trouvait relié aux zones corres-

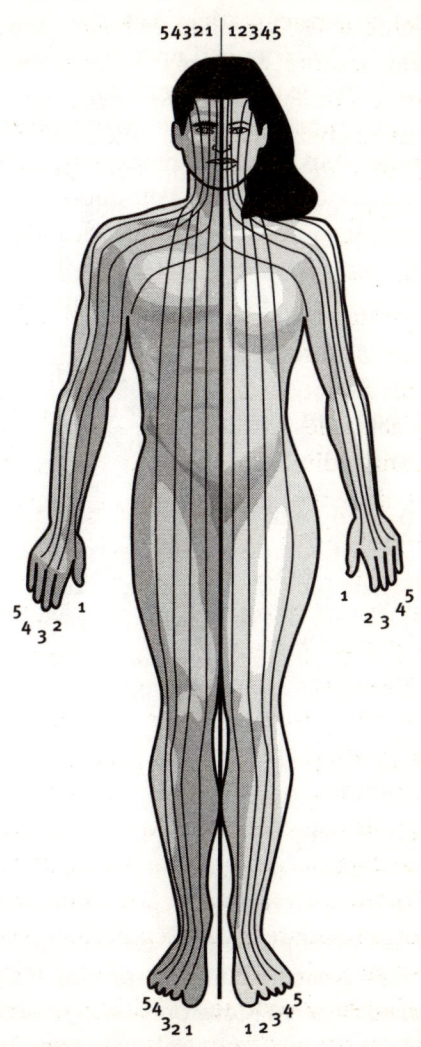

Figure 1. Les zones du corps.

pondantes du côté droit du corps. En exerçant une pression sur une ou plusieurs zones dans une région donnée, il était possible d'inhiber la douleur dans d'autres zones situées dans la même région (figure 1).

Sans en être conscient, on a souvent tendance à appliquer ces fondements de la thérapie de zone dans une réaction automatique à la douleur. Pourquoi les gens serrent-ils les dents ou se mordent-ils les lèvres quand ils ont mal ? Tout simplement parce que, ce faisant, ils stimulent les zones susceptibles de soulager la douleur. De même, un patient assis dans un fauteuil de dentiste va agripper les bras du siège au moment où on le soigne : en exerçant ainsi une pression sur certaines zones de la main, il va pouvoir apaiser la douleur qu'il ressent au niveau de la bouche. Il existe bien d'autres réflexes du même ordre : par exemple, quand on se mord le pouce après s'être fait mal à ce doigt, ou, ce qui est plus manifeste encore, quand on se frotte instinctivement une région du corps meurtrie.

●●●●●●
La douleur est atténuée par une simple pression.

Au départ, la thérapie de zone consistait à exercer une pression sur les régions du corps dont les os étaient peu protégés par la chair : par exemple, les articulations des pieds et des mains, et tout particulièrement les phalanges. Le niveau de pression nécessaire pour soulager la douleur était suffisant pour provoquer une autre douleur, supportable, mais pas suffisamment prononcée pour léser aucun tissu sous-jacent. Cette pression, qui oscillait entre 1 kg et 4,5 kg, devait être appliquée selon une durée variable ; en général, de trente secondes à cinq minutes, plus parfois. On utilisait souvent, pour provoquer une constriction, un certain nombre d'accessoires destinés à obtenir une pression constante : ainsi, il était fréquent de recourir à des pinces à linge ou à des bracelets élastiques pour serrer les articulations des doigts (figure 2). Dans ce cas, il était impératif d'ôter ces instruments dès que l'on constatait l'imminence ou l'apparition d'un bleuissement des chairs des orteils, des doigts de la main ou de toute autre partie du corps. Il était par ailleurs recommandé de masser ensuite les régions ainsi soumises à striction, afin de rétablir une circulation sanguine normale.

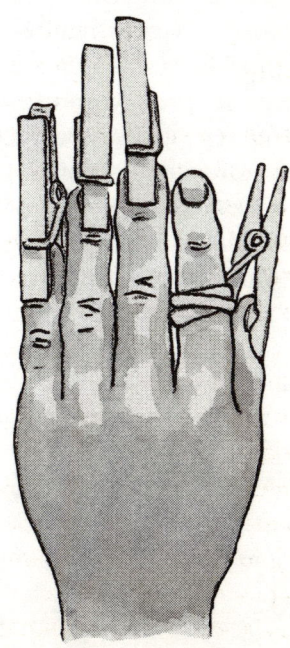

Figure 2. Pinces à linge et bracelets élastiques appliqués sur les doigts.

Pour exercer une pression, on utilisait également les pouces ou les ongles des mains, une sonde à bout rond ou l'extrémité d'une brosse à dents (figure 3). On se servait aussi de peignes métalliques dont on appuyait les dents sur des zones déterminées de la main (figure 4).

Si c'est principalement au niveau des mains que l'on provoquait une constriction, il était possible d'utiliser les bracelets élastiques pour d'autres articulations : par exemple, celles des orteils, des chevilles, des poignets, des genoux et des coudes. Par ailleurs, certains praticiens stimulaient les zones grâce à des accessoires électriques.

Avec l'avancée des recherches, il se confirma que, en exerçant une pression aux extrémités des doigts et des orteils, il était possible de soulager la douleur dans n'importe quelle partie de la zone correspondante. En effet, les sections antérieure et postérieure de chaque zone du corps se recoupent aux extrémités des doigts et des orteils ; donc, en agissant sur ces extrémités, il est possible d'atteindre les parties antérieure et postérieure de l'organisme. La partie antérieure du corps est représentée sur le dos de la main et le dessus du pied, tandis que la partie postérieure l'est sur la paume et la plante du pied. Les côtés des doigts et

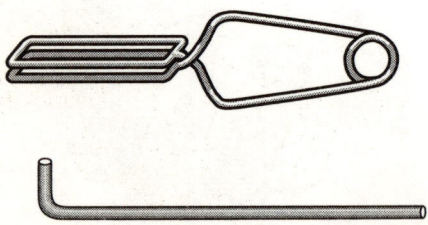

Figure 3. Divers instruments utilisés pour exercer une pression.

des orteils, qui jouent eux aussi un rôle, sont reliés aux régions externes de chaque zone correspondante.

On trouva que, dans certains cas, quand on exerçait une pression, la douleur dans la zone en cours de traitement augmentait, plutôt qu'elle ne diminuait. Plus tard, on expliqua ce fait comme l'indication qu'il existait dans la zone considérée une infection ou même un cor ou un cal, et qu'il fallait donc traiter la cause de ce problème avant de pouvoir obtenir une atténuation de la douleur par pression. Ceci impliquait l'éventuelle ablation du cor ou du cal, ou un traitement de la cause du problème, à l'aide de la thérapie par pression ; mais celle-ci entraînait une douleur plus grande jusqu'à rétablissement.

Le Dr Fitzgerald décrivit par ailleurs l'existence, sur la langue, de dix zones longitudinales qui, ici encore, se divisaient en deux groupes selon une ligne médiane. Une pression exercée sur le dessus de la langue dans les différentes

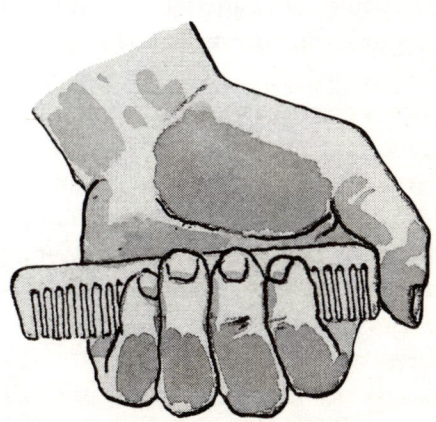

Figure 4. Les dents d'un peigne servent aussi à appliquer une pression.

zones affectait la partie antérieure du corps. À l'inverse, une pression sur le dessous de la langue affectait les zones correspondantes de la partie postérieure de l'organisme. La pression sur la langue était généralement exercée en recourant à une sonde métallique, mais il était possible d'utiliser les doigts. À titre d'anecdote, l'un des traitements recommandés pour combattre le hoquet consistait à envelopper les doigts avec un mouchoir, puis à sortir la langue le plus possible et à la saisir fermement!

••••••
La langue aussi est divisée en zones-réflexes.

Le palais (dans toutes ses parties, tant osseuse que musculomembraneuse) pouvait, lui aussi, être divisé en dix zones incluant la mâchoire supérieure. Une pression ou un contact sur la face postérieure des dents et des gencives affectait les parties postérieures de l'organisme, et une pression sur les surfaces antérieures affectait les parties antérieures. De même, les zones du pharynx (cavité située à l'arrière de la bouche) étaient telles que les surfaces postérieures affectaient les parties postérieures des zones, les surfaces antérieures les parties antérieures. Les surfaces antérieure et postérieure, elles aussi, étaient reliées respectivement aux parties antérieure et postérieure des zones, et il était possible de traiter les dents en exerçant une pression sur une région située à l'intérieur de la zone dans laquelle elles se trouvaient. Ainsi, les incisives étaient représentées dans la zone 1, les molaires dans les zones 3 et 4.

On fit aussi une autre découverte : une infection du pharynx, du nez, de la bouche, ou même du vagin ou du rectum pouvait être responsable, non seulement d'une irritation locale, mais également de modifications pathologiques dans des régions éloignées du siège de l'infection, mais appartenant à la même zone d'énergie.

Il serait possible de donner bien d'autres exemples des travaux du Dr Fitzgerald : citons le traitement réussi de maux de tête, de problèmes oculaires, de goitres, de fibromes de l'utérus, de grosseurs au sein. On a pu établir que la thérapie par pression était efficace dans 65 % à 75 % des cas traités, ce qui représente un taux de réussite élevé. Quand on l'interrogeait sur la validité de sa méthode, le Dr Fitzgerald répliquait souvent en faisant une démonstration qui était nettement plus convaincante qu'une réponse formelle aux critiques. Il exerçait notamment une pression sur une partie spécifique de l'auriculaire, ce qui anesthésiait l'oreille située du même côté du corps. Il pouvait alors planter des aiguilles dans le lobe externe, sans que la personne traitée en ressente une quelconque gêne.

●●●●●●
La thérapie de zone soigne de nombreuses affections.

Les autres pionniers de la réflexologie

C'est le Dr Edwin F. Bowers qui, le premier, sensibilisa l'opinion publique aux travaux de Fitzgerald. Critique et écrivain médical résidant à New York, Bowers avait rencontré Fitzgerald et étudié auprès de lui, avant de publier dans la presse des articles sur la thérapie de zone ; c'est d'ailleurs à lui que l'on doit l'appellation de thérapie de zone.

Le corps médical réagit assez défavorablement à cette

nouvelle méthode, mais Bowers trouva un soutien auprès des praticiens de la médecine naturelle, tels que les chiropracteurs, les ostéopathes et les naturopathes. Toutefois, il suscita également l'intérêt d'un certain nombre de ses confrères, qui poursuivirent ses recherches et apportèrent une contribution significative au développement de la méthode. Parmi ceux-ci, citons le Dr George Starr White, le Dr Joe Riley et son épouse, Elizabeth Riley.

Le Dr Riley écrivit de nombreux ouvrages sur le sujet et introduisit par ailleurs l'utilisation de l'expression de « technique du crochet », ainsi appelée parce que les doigts du praticien devaient être recourbés comme des crochets pour manipuler une zone spécifique. Cette méthode pouvait être utilisée sur les tissus mous, par exemple pour traiter un prolapsus de l'utérus, ainsi que sur les articulations telles que la clavicule, l'omoplate, les côtes, le sternum, les crêtes iliaques, les os du pubis et le coccyx. On pensait que toutes ces régions constituaient cinq zones distinctes, à l'exception peut-être du coccyx et de la pointe du sternum (dont on supposait qu'on pouvait affecter le corps tout entier si l'on travaillait dessus, et qui donc étaient traités avec une grande douceur). Cette technique du crochet pouvait également s'appliquer à des régions osseuses situées dans la même zone que la région demandant un traitement. Dans le cas, par exemple, de l'inflammation d'une articulation ou d'un nerf, il était possible de travailler sur une région correspondante : ainsi, le coude pour le genou ou l'épaule pour la hanche…

Parmi les grands pionniers de la réflexologie, il convient de mentionner l'Américaine Eunice D. Ingham, qui devint Mrs Stopfel après avoir épousé l'un de ses patients, satisfait de son traitement ! Formée auprès du Dr Riley, Eunice

Ingham mit au point la « méthode Ingham de compression réflexologique » ; par ailleurs, elle écrivit deux livres, *Stories the Feet Can Tell* et *Stories the Feet Have Told*, qui devinrent des ouvrages de référence pour les étudiants en réflexologie. La méthode Ingham était fondée sur les réflexes du pied et impliquait

●●●●●●
Grande pionnière de la réflexologie : Eunice Ingham.

une forme particulière de massage sur les zones-réflexes situées tant sur le dessus que sur la plante des pieds, ainsi qu'au niveau des orteils. De formation paramédicale, Eunice Ingham se consacra, les années suivantes, à la réflexologie et à sa promotion. Indépendamment de sa pratique, qu'elle exerça avec succès, elle sillonna intensivement l'Amérique en faisant des conférences, en soignant et en formant de nouveaux praticiens.

En Grande-Bretagne, c'est Mrs Doreen E. Bayly qui fut la principale pionnière de la méthode. Dotée d'une formation d'infirmière, elle rencontra Eunice Ingham en Amérique, alors qu'elle était allée rendre visite à sa sœur, qui était guérisseuse. Très impressionnée, Doreen Bayly étudia avec Eunice Ingham, avant de retourner en Angleterre au tout début des années 1960. Moyennant une persévérance acharnée, Mrs Bayly suscita un grand intérêt en Grande-Bretagne et dans le reste de l'Europe ; elle fit de la réflexologie sa profession, mais créa aussi une école de formation. Il convient de saluer ses efforts, destinés à diffuser l'intérêt pour la réflexologie, d'autant qu'au départ ses travaux ont suscité bien peu d'enthousiasme, et même une forte opposition ; toutefois, son action fut peu à peu récompensée. Elle mourut juste avant son quatre-vingtième anniversaire, en 1979, à une époque où la réflexologie commençait à être de plus en plus reconnue. Son enseignement continue à être dispensé au travers de la Bayly School of Reflexology.

●●●●●●
La thérapie de zone est l'ancêtre de la réflexologie.

Issue de la pratique de la thérapie de zone, la réflexologie est aujourd'hui pratiquée principalement par action sur les zones-réflexes des pieds. Les réflexes situés dans la main peuvent également être sollicités dans certains cas, mais on considère généralement que ceux du pied réagissent mieux. De même, la technique du crochet est devenue partie intégrante du massage des pieds et doit se faire de façon légèrement moins vigoureuse que ne le préconisait le Dr Riley, en massant les régions des articulations et des membres qui se trouvent dans les mêmes zones que les régions affectées : ainsi, un massage du coude pour un problème de genou ou un massage de l'avant-bras pour traiter un problème dans le bas de la jambe (circulation déficiente...). L'utilisation de gadgets étant moins évidente, on exerce la pression avec les pouces et les doigts, pour arriver de façon plus naturelle à provoquer une réaction de guérison.

2 ■ Le mécanisme de la réflexologie

Aussi difficile soit-il d'admettre qu'un massage des pieds est capable d'améliorer l'état de santé, un traitement par réflexologie permet de soulager bon nombre d'affections. Nous avons déjà indiqué qu'il existe dans le pied et dans la main des zones-réflexes qui sont connectées à toutes les autres parties du corps : autrement dit, le corps tout entier peut être traité par action sur le pied. Chaque partie du pied correspond à une partie déterminée du corps, les zones-réflexes étant situées sur la plante, le dessus et les côtés des pieds. Les mains, elles aussi, présentent des zones-réflexes situées au niveau de la paume et du dos.

Le système des zones

Il est possible d'établir une cartographie logique du corps à partir de la disposition des points-réflexes localisés dans le pied. L'organisation de ces points est fondée sur le système de zones existant dans le corps, qui a été décrit par le Dr Fitzgerald.

Nous avons vu, au chapitre 1, que les dix zones longitudinales s'étendent sur le corps entier ; elles se divisent en deux groupes de cinq zones, séparées par une ligne médiane. Ces zones ne sont pas des lignes telles qu'on les entend en acupuncture, thérapie fondée sur les méridiens. Ce sont des sections qui traversent l'organisme, dont la

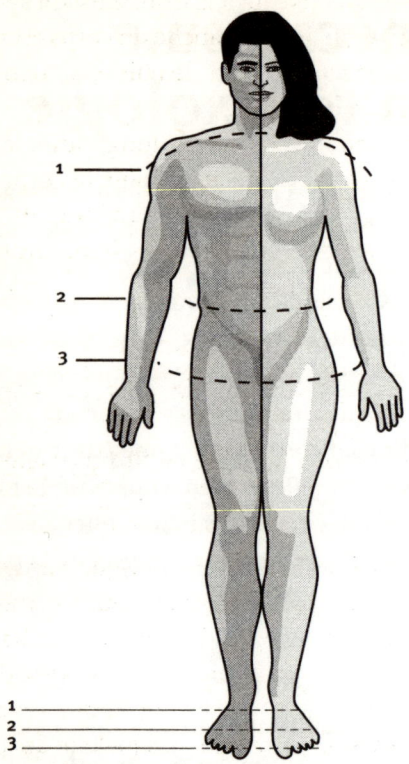

Figure 5. Les zones transversales du corps.

largeur est identique et qui s'étendent de l'avant à l'arrière du corps.

À une région du corps correspond toujours une zone-réflexe située au niveau du pied et appartenant à la même zone longitudinale. Par exemple, les deux reins se trouvent dans les zones 2 et 3 ; au niveau du pied, les zones-réflexes correspondantes sont situées dans les zones 2 et 3 des deux pieds. N'oublions pas que ces zones ne se croisent pas au niveau du cerveau, à la différence du système nerveux. Autrement dit, le côté gauche du corps est représenté dans le côté gauche du pied ; le réflexe du rein droit se trouve donc sur le pied droit.

Indépendamment des dix zones longitudinales que nous avons évoquées, il existe aussi dans le corps trois zones transversales qui se retrouvent au niveau du pied. On peut les représenter en traçant trois lignes horizontales imaginaires sur un corps :

1. une ligne reliant le haut des épaules ;
2. une autre au niveau du tour de taille, correspondant au bas des côtes ;
3. une dernière au niveau de la ceinture pelvienne (figure 5).

La région située au-dessus de la ligne supérieure concerne les structures de la tête et du cou. La zone suivante correspond aux structures du thorax et du haut de l'abdomen. On trouve ensuite une zone en rapport avec les structures de l'abdomen et du bassin. Toutes ces zones peuvent être transposées au niveau du squelette des pieds.

La structure du pied

Le pied représente une véritable merveille de technologie naturelle : cette zone peu étendue est capable de soutenir le poids du corps avec une facilité déconcertante, même chez des individus présentant une surcharge pondérale.

Le pied tire sa puissance et sa mobilité de la disposition de ses os, de ses muscles et de ses ligaments. Les pieds concentrent le quart de la totalité des os du squelette d'un adulte (206 en tout), puisque l'on en compte 36 dans chaque pied. On y trouve aussi 19 muscles et 107 ligaments. Au niveau des orteils, l'ossature est représentée par 14 phalanges : en effet, à la différence des autres doigts de pied, le gros orteil ne comporte que deux phalanges, à l'instar du pouce.

En allant des orteils à la cheville, on trouve cinq os dénommés métatarses ; chacun d'entre eux est relié à un orteil. Les autres os du pied constituent le tarse, avec trois os cunéiformes, un cuboïde, un scaphoïde, une astragale et un calcanéum (figure 6).

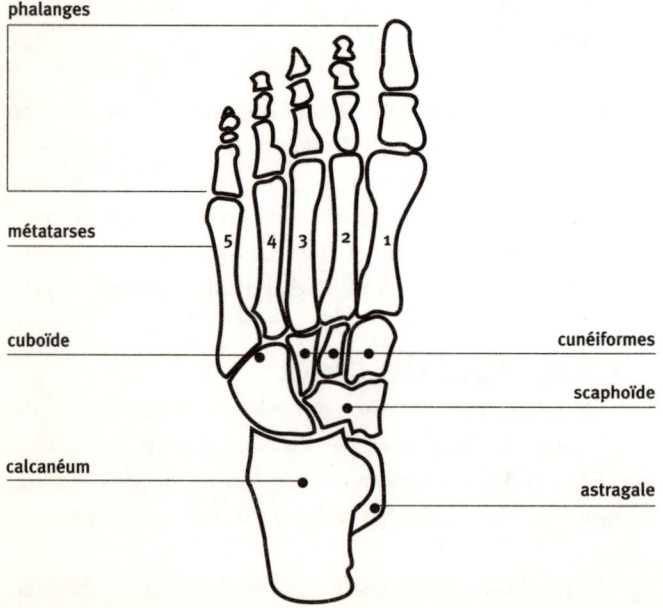

Figure 6. Les os du pied.

À partir de cette structure osseuse, il est possible de tracer les zones transversales qui divisent le corps humain (figure 7).

La ligne 1 court à la base des phalanges : les zones-réflexes de la tête et du cou se situent au niveau des orteils.

La ligne 2 relie la base des métatarses : c'est entre les lignes 1 et 2 que se situent les zones-réflexes du thorax et de la partie supérieure de l'abdomen.

La ligne 3 traverse les os des tarses (y compris les malléoles externes et internes, os de la cheville) ; les zones-

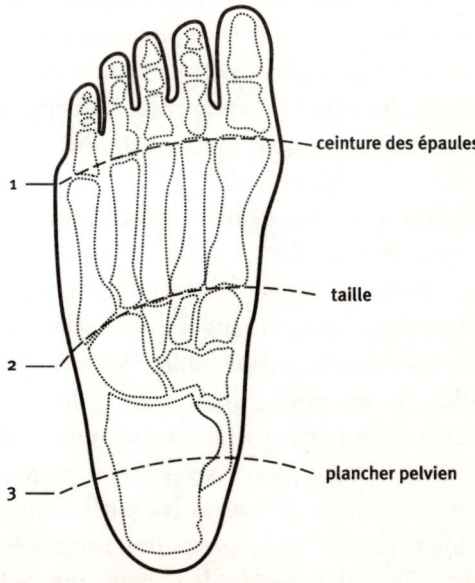

Figure 7. Les zones transversales du pied.

réflexes de l'abdomen et du bassin se situent au-dessus des os du tarse et autour des os de la cheville.

En croisant les lignes transversales et longitudinales du corps et en les reportant sur le pied, on obtient une grille qui permet d'identifier la position des différentes zones-réflexes. Ce schéma se vérifie dans la majorité des cas, même s'il existe quelques exceptions, qui seront abordées ultérieurement.

L'action de la réflexologie

On n'a pas encore totalement déterminé avec exactitude pourquoi et comment, en massant une zone déterminée du pied, on peut obtenir un résultat sur la partie du corps correspondante. On peut toutefois espérer que, dans les prochaines années, on parviendra à trouver une explication. Cette avancée permettrait de faire venir à la réflexologie des personnes réticentes à accepter des idées non cautionnées par une preuve scientifique, même si elles ont fait leurs preuves.

Un certain nombre de théories ont été avancées pour expliquer le mécanisme. On peut dire, pour parler simplement, qu'il est admis qu'un tel traitement peut avoir un effet sur la circulation sanguine et le système nerveux. Le sang a pour fonction d'acheminer les nutriments indispensables aux tissus de l'organisme et de rapporter les déchets produits par le métabolisme ; une bonne circulation est donc un élément essentiel pour assurer un fonctionnement correct de toutes les parties du corps. La réflexologie améliorant la circulation sanguine, elle permet aux différents systèmes de l'organisme de fonctionner de façon optimale.

Ainsi, on considère qu'environ 70 % des affections de tous ordres sont provoquées par une tension nerveuse logée dans les différentes zones de l'organisme. Or la réflexologie peut très efficacement dissiper cette tension : en étant plus relaxées, ces différentes parties du corps sont plus en mesure de fonctionner efficacement. En fait, l'organisme dispose d'un extraordinaire pouvoir d'autoguérison : quand on a affaire à des affections bénignes, le corps est en mesure de se soigner par lui-même dans la plupart des cas. La réflexologie est précisément capable de stimuler la capacité de guérison que possède le corps.

●●●●●●
La réflexologie dissipe les tensions.

Les zones longitudinales constituent des sortes de couloirs, dans lesquels circule un flux d'énergie qui relie les organes situés dans cette zone. On n'a pas encore véritablement déterminé la nature de cette énergie ; toutefois, des travaux sont menés actuellement dans ce domaine, en relation avec les différentes formes de la médecine chinoise ancienne qui fonctionne selon des systèmes énergétiques. Grâce à la technique photographique qui permet de mettre en évidence les champs énergétiques qui entourent les objets, on a pu montrer que les zones-réflexes du pied présentent un champ énergétique diminué quand il existe un déséquilibre au niveau de la partie du corps qui correspond à la zone-réflexe. Un traitement réflexologique permet d'améliorer ou de corriger ce champ, et donc de mieux le définir : cela prouve que le traitement a réussi à équilibrer le champ énergétique.

Par ailleurs, l'atténuation de la douleur que permet

la réflexologie peut s'expliquer par la capacité du massage des zones-réflexes à provoquer une libération de substances, appelées endomorphines, qui se trouvent dans le cerveau et agissent dans l'organisme comme les agents naturels du soulagement de la douleur.

Les réflexes

D'une certaine façon, le terme même de réflexologie est trompeur : on a en effet très souvent tendance à l'associer aux réactions réflexes, par exemple celle que l'on obtient en frappant juste sous la rotule d'une jambe pliée : le mouvement ainsi obtenu, qui fait lever et redresser la jambe, est effectivement une action réflexe. En l'occurrence, le réflexe rotulien représente la réponse involontaire à un stimulus. On a ainsi pu décrire un certain nombre de réflexes différents dans l'organisme. Dans la plupart des cas, il existe un arc réflexe, avec stimulation d'une terminaison nerveuse (le récepteur), qui déclenche une impulsion nerveuse se déplaçant le long d'une fibre nerveuse appelée neurone afférent, jusqu'à un centre réflexe situé dans le système nerveux central. Là, il se produit une réaction par laquelle une impulsion nerveuse se trouve envoyée le long d'une fibre nerveuse, appelée neurone efférent, jusqu'au nerf terminal (l'effecteur), dans la partie du corps appelée à agir.

Il existe toutefois une exception à cet arc réflexe simple : il s'agit d'une forme particulière, appelée arc réflexe autonome. Ce dernier diffère de l'arc réflexe en ceci qu'il existe deux neurones efférents et que le message passe de l'un à l'autre dans une zone ganglionnaire située en-dehors du système nerveux central. Selon certaines théories, la réflexologie agit sur ce circuit nerveux autonome ; toutefois, il est peu probable que cette thèse soit exacte. Il n'en reste pas moins qu'il existe dans le pied sept mille deux cents terminaisons nerveuses connectées, par l'inter-

●●●●●●
Comment la réflexologie agit-elle ?

médiaire de la moelle épinière et du cerveau, à toutes les régions du corps.

Lorsque l'on travaille sur les différentes zones du pied, il peut y avoir certains recoupements avec les points d'acupuncture et les zones ayant un rapport avec le massage périostique ou le drainage lymphatique. Il n'en demeure pas moins vrai que la réflexologie constitue une technique à part, qui implique une forme spécifique de massage.

En tout état de cause, c'est une méthode qui porte ses fruits, comme l'atteste le grand nombre de personnes qui ont été traitées par elle et en ont tiré profit : ce résultat est déjà en soi une raison suffisante pour en essayer les vertus, même si des années peuvent passer avant que l'on ait une explication scientifique de la réflexologie et, plus difficile encore, une explication du traitement.

Il est par ailleurs intéressant de noter que, dans un nombre limité de cas, des praticiens de la réflexologie ont constaté qu'en travaillant sur certaines parties du pied, les patients avaient ressenti une sensation au niveau de la région du corps correspondante. Toutefois, il n'est pas nécessaire d'éprouver ce phénomène pour obtenir un traitement efficace. On citera, à titre de curiosité, le cas unique d'une personne qui, à chaque fois que l'on agissait sur un point-réflexe différent, ressentait des sensations à différents endroits du corps, en fonction du déplacement des doigts. Il y a au moins, dans ce témoignage, largement de quoi rassurer et satisfaire les praticiens sur la réalité des zones-réflexes du pied.

Les dépôts cristallins

Lors du traitement, il arrive parfois que le praticien sente des dépôts ressemblant à du cristal, dans certaines zones-réflexes du pied. On pense que ces cristaux sont en fait constitués de dépôts de calcium qui se forment sous la surface de la peau, au niveau des terminaisons nerveuses.

Environ 1 % de la quantité totale de calcium contenue dans l'organisme se trouve dans le sang. Cette fraction peut facilement se déposer, d'autant plus facilement qu'il existe une tension. Le pied, tout particulièrement, représente un site de dépôt exposé, car il se situe au bout du réseau circulatoire et, pour pouvoir remonter le long de la jambe, le sang doit lutter contre la force de gravité.

Au toucher, le réflexologue sent comme de petits morceaux de gravier ou de sable sous la surface cutanée. Il lui est possible, en massant ces zones granuleuses, de réduire ces dépôts cristallins qui, de ce fait, vont pouvoir être emportés plus facilement par l'effet de la circulation sanguine.

Certains experts considèrent que de tels dépôts sont palpables lorsqu'il existe un déséquilibre énergétique dans la partie du corps correspondante et que la réflexologie peut se résumer à l'art de disperser ces cristaux. Toutefois, ils ne sont pas toujours présents, même s'il est souvent possible de les ressentir ; à l'inverse, leur présence n'est pas nécessaire pour que, à partir d'une zone-réflexe du pied, on puisse diagnostiquer un déséquilibre dans la zone correspondante du corps.

L'effet équilibrant

La réflexologie a pour objectif d'équilibrer tous les systèmes de l'organisme et d'harmoniser le corps dans son entier. Le terme de « déséquilibre » s'utilise pour indiquer qu'une région particulière du corps ne connaît pas un fonctionnement normal du fait, soit d'une circulation déficiente, soit d'une tension dans la partie du corps considérée. Dans la mesure où c'est l'équilibre qui constitue le but à atteindre, il s'agira, pour le réflexologue, soit d'apaiser une région hyperactive, soit de stimuler une région hypo-active, jusqu'à ce que le corps dans son ensemble ait retrouvé son équilibre.

L'organisme se trouve très facilement déséquilibré par le stress, un régime alimentaire mal approprié ou encore des pensées négatives. Les déséquilibres qui en résultent sont dus à des blocages des flux d'énergie ; même s'ils ne sont que légers, ils empêchent les différentes fonctions corporelles de remplir leur rôle à 100 %. Le travail sur les zones-réflexes des pieds permet de détecter ces déséquilibres et de traiter les différentes parties du corps en relation avec celles-ci : l'état de santé général s'en trouve donc amélioré.

3 ■ L'administration du traitement

La plupart du temps, on éprouve une certaine appréhension quand on pénètre dans un endroit inconnu, à plus forte raison quand cette visite a pour origine un problème de santé.
Pour rassurer chacun, précisons dès maintenant que la réflexologie ne peut procurer de sensations désagréables. Il n'y a donc rien à craindre, à partir du moment où le traitement est correctement administré.

Les antécédents médicaux

Lors de la première visite que vous effectuerez, le praticien va recueillir les informations dont il a besoin concernant vos antécédents médicaux. Elles l'aideront dans l'administration du traitement, mais lui permettront également de s'assurer qu'il n'existe pas de contre-indication à un traitement par réflexologie. Ne vous limitez pas aux seuls symptômes qui vous préoccupent et qui ont motivé votre visite : il est important que vous mentionniez tous les symptômes et tous les désordres que vous avez subis. Si vous craignez de ne pouvoir vous fier à votre mémoire, prenez de votre temps pour en dresser une liste par écrit.

Votre praticien se renseignera notamment pour savoir si vous avez subi des opérations chirurgicales ou été victime de maladies graves. Ne soyez en aucun cas gêné de les mentionner, même si elles ont été nombreuses : tous ces problèmes sont en relation avec l'état de santé général.

La position du patient pendant le traitement

Après avoir recueilli toutes ces informations importantes, le praticien va vous demander de vous mettre pieds nus et de vous asseoir. Dans l'idéal, il vous proposera un siège inclinable, dans lequel vous serez parfaitement installé : dos bien calé et agréablement tenu, jambes bien soutenues, de façon que les pieds reposent détendus dans une position confortable (figure 8). Si, au contraire, toute la jambe est tendue, le pied a tendance à se contracter, ce qui risque de constituer une entrave au traitement. Le siège inclinable offre un intérêt supplémentaire par rappport à la table de massage, dans la mesure où il permet au praticien de voir le visage de son patient et d'en noter les changements d'expression ou de couleur. Par ailleurs, vous devez avoir les pieds soutenus suffisamment haut pour assurer au réflexologue un confort satisfaisant pour tra-

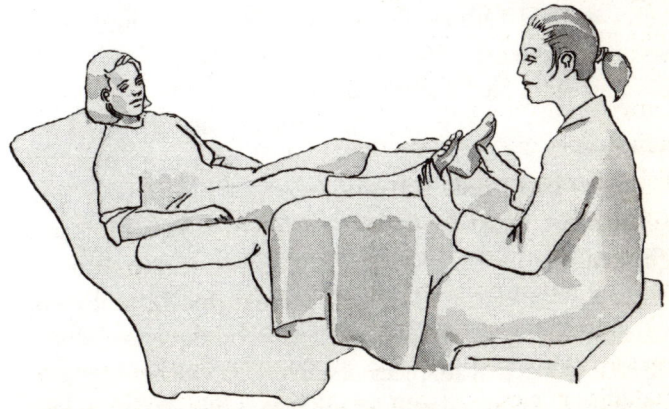

Figure 8. La position idéale pour le traitement.

vailler. Comme en de nombreuses circonstances, il est important d'éviter d'être assis dans une mauvaise position, qui pourrait entraîner des problèmes dorsaux. Une fois que vous êtes correctement et confortablement installé, le traitement peut commencer.

L'examen des pieds

Le praticien va tout d'abord examiner vos pieds, en privilégiant le toucher et la vue. Ainsi, par exemple, un pied froid indique une circulation déficiente, une transpiration excessive est le signe d'un déséquilibre hormonal. Si un pied présente une apparence bleuâtre ou rougeâtre, cela peut indiquer une mauvaise circulation. Quant à la texture, elle peut donner une indication sur l'état de santé général ; une peau sèche peut indiquer une circulation déficiente et un déséquilibre hormonal.

Ensuite, le praticien va vérifier l'absence ou chercher la présence de cors, de crevasses, de durillons, de verrues plantaires, de pied d'athlète, de cicatrices, de boursouflures et de veines variqueuses. Dans le cas où il constate des verrues plantaires, un pied d'athlète ou un certain nombre d'autres infections, la zone touchée ne pourra pas être traitée, pour éviter que l'infection ne se diffuse à d'autres régions ou ne contamine le praticien.

••••••
L'aspect des pieds renseigne sur l'état de santé général.

Les durillons et les cors peuvent être la conséquence du port de chaussures mal adaptées aux pieds ; ils touchent notamment les femmes qui veulent suivre la mode en choisissant des chaussures qui ne conviennent pas forcément à leurs pieds. La posture générale du corps peut également affecter la peau du pied : ainsi, des durillons peuvent indiquer que le poids du corps n'est pas réparti de façon uniforme sur la plante du pied, l'épaississement cutané en certains endroits étant provoqué par une surcharge sur ces zones. Le durillon touche par ailleurs les personnes qui marchent souvent pieds nus, ce qui est bénéfique pour la structure du pied ; toutefois, du fait de l'épaississement de la peau, il est alors plus difficile de contacter les zones-réflexes du pied.

Par ailleurs, les zones variqueuses ne doivent pas être traitées par réflexologie, car la pression risquerait d'endommager plus encore les veines. En revanche, les tissus cicatrisés peuvent être massés avec douceur, ce qui peut d'ailleurs avoir un effet bénéfique sur la région concernée.

Le praticien examinera également l'état des tissus. Un gonflement ou une boursouflure du pied, notamment au niveau des chevilles, peut avoir une relation avec un problème interne. Des pieds contractés peuvent indiquer une tension du corps et, si les pieds sont

●●●●●●
Des pieds contractés indiquent une tension du corps.

plutôt mous, avec un tonus musculaire faible, cela peut dénoter un manque de tonus musculaire dans le corps tout entier. Du fait de la présence des zones dans le pied et de l'existence d'un flux énergétique qui relie les régions de la même zone, des changements dans la structure osseuse du pied peuvent être liés à des troubles des flux énergétiques dans la partie correspondante du corps. Par exemple, un orteil en marteau peut indiquer un problème dans la région de la tête, des sinus ou des dents. Un ongle incarné peut être lié à des maux de tête ou des migraines ; les oignons (inflammation de l'articulation sur la face interne du pied) peuvent signaler un problème de cervicales ou même de thyroïde. Les pieds plats, qui se caractérisent par un affaissement de la voûte plantaire, peuvent indiquer un problème de colonne vertébrale ; et, si les os cunéiformes sont affaissés, il peut y avoir un problème au niveau de l'intestin grêle.

Dans tous ces cas, il est impossible de déterminer quel problème est apparu le premier, celui au niveau du pied ou celui affectant le corps ; en tout état de cause, il existe souvent une relation entre les deux. Si l'état de vos pieds n'est pas satisfaisant, il est possible que le praticien vous conseille de vous les faire traiter au préalable par un pédicure. Ceci posé, il arrive que les problèmes au niveau des pieds puissent être soulagés par un traitement réflexologique.

La technique du massage

Avant de débuter le massage proprement dit, le réflexologue va, dans la plupart des cas, appliquer sur vos pieds un peu de talc, qui facilitera le déplacement des doigts d'un point à un autre ; en réflexologie, on n'utilise pas d'huile, qui rendrait la peau trop glissante et collante. Le talc offre l'avantage supplémentaire d'absorber un peu de la transpiration qui se produit naturellement. Sa répartition permet par ailleurs d'opérer un massage général du pied, qui favorise la relaxation du patient. Certains praticiens préfèrent toutefois travailler sans talc, ce qui est tout à fait possible.

La technique particulière utilisée en réflexologie diffère de celles auxquelles on a recours dans les autres formes de massage : certaines personnes ont d'ailleurs beaucoup de mal à la réussir au début de leur formation.

En général, on utilise le pouce pour exercer une pression sur les différentes zones ; toutefois, il est possible d'utiliser aussi les autres doigts. Le pouce se tient plié à 45°, le côté et l'extrémité étant fermement appuyés sur chaque point-réflexe. Chaque zone-réflexe étant en effet constituée d'une multitude de points-réflexes qui ont la taille d'une tête d'épingle, le traitement ne peut être efficace qu'au prix d'une très grande précision (figure 9). Le pouce appuyé sur le point-réflexe, les autres doigts sont légèrement posés autour du pied ; l'autre main, elle, sert à soutenir la zone sur laquelle on travaille et se place sur la face opposée du pied : par exemple, quand on agit avec le pouce sur la plante du pied, l'autre main doit reposer sur le dessus du pied.

À mesure que l'on exerce une pression sur un point, on recule légèrement le pouce, afin d'éviter que le pied ne soit travaillé par l'ongle, qui doit être taillé court. Ce léger recul permet aussi le passage au point-réflexe suivant, qui doit se situer à très faible distance du précédent dans

●●●●●●
La pression doit être exercée de façon uniforme.

le périmètre de la zone-réflexe. Si une pression doit être exercée à nouveau sur le même point, on ramène le pouce en arrière, on l'appuie à nouveau sur la région à traiter, donc en exerçant un mouvement légèrement circulaire sur le point-réflexe. Il est important que la pression soit exercée de façon uniforme sur chaque point-réflexe, sans effectuer de poussée, et que le pouce soit maintenu le plus possible en contact avec le pied.

42 • DÉCOUVRIR LA RÉFLEXOLOGIE

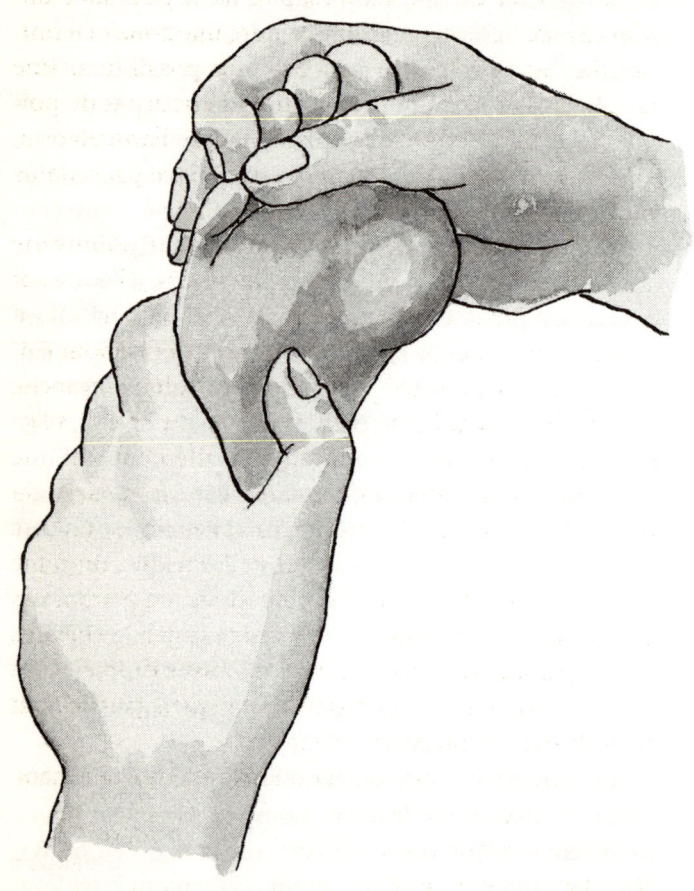

Figure 9. L'angle idéal à donner au pouce pour administrer le massage.

Les deux mains peuvent être utilisées alternativement, et il est tout à fait courant que le praticien passe du pouce droit au pouce gauche, car il est plus facile pour lui d'utiliser telle ou telle main pour atteindre une zone déterminée. Le fait de garder le pouce le plus possible incliné empêche la tension sur l'articulation du pouce et du poignet, qui résulterait d'un raidissement de l'articulation, encore que cette méthode soit recommandée par certains experts.

Le niveau de pression exercé sur chaque point varie d'un patient à l'autre, et même d'une séance à l'autre sur le même patient, en fonction de son état de santé. Il est très important que la pression soit assez douce pour éviter que le patient ne soit contracté. Elle doit en revanche être suffisamment ferme et se situer entre 1 kg et 2,3 kg.

En général, l'administration du traitement suit une sorte de schéma directeur. Il débute par un massage du pied droit, en commençant par les zones-réflexes qui se trouvent dans la région du gros orteil. Ensuite, on traite le pied tout entier de façon systématique, en partant des orteils et en descendant sur la plante jusqu'à la cheville. Les zones situées sur les côtés et le dessus du pied sont traitées en dernier. Ensuite, on passe au pied gauche pour administrer un traitement identique.

À la fin de la séance, le réflexologue effectue une manipulation douce sur les deux pieds, ce qui inclut en général une rotation des orteils et des chevilles, un pétrissage réalisé avec le poignet sur la plante du

●●●●●●
Chaque pied est traité entièrement.

pied et une action de torsion sur les côtés du pied, les deux mains en coupe agissant dans des directions opposées. La session se termine avec un exercice respiratoire relaxant, dans lequel le praticien place les pouces sur les zones-réflexes du plexus solaire. Le patient inspire pendant que le réflexologue appuie sur les zones-réflexes, tout en remontant doucement les pieds vers le corps ; inversement, il expire quand le praticien relâche la pression et éloigne doucement les pieds du corps.

Ce que l'on ressent au cours du traitement

Certaines personnes prétendent qu'elles ne pourraient pas supporter un traitement réflexologique, parce qu'elles n'aiment pas qu'on leur touche les pieds. Pour peu qu'elles arrivent à surmonter leurs appréhensions, elles auront bien souvent la surprise de trouver le traitement très agréable !

On rencontre une autre crainte fort commune, celle des personnes chatouilleuses ; il n'est pas rare qu'un patient dise à un praticien qu'il n'est pas certain de pouvoir tolérer son traitement pour cette raison. Toutefois, dans la quasi-totalité des cas, la pression exercée est suffisamment appuyée pour ne pas provoquer une impression de chatouillement ; par ailleurs, lorsqu'une zone se révèle effectivement très chatouilleuse, c'est bien souvent le signe d'un problème localisé dans la partie du corps correspondant à la zone-réflexe stimulée.

Selon la partie du pied traitée, le patient éprouve des sensations différentes. Sur certaines zones, il va avoir l'impression qu'on applique un objet très pointu, comme un tesson de verre ou une épine ; dans ce cas, il est fréquent qu'il pense que le praticien utilise le bord de l'ongle. En réalité, cette éventualité ne se produit pas quand on affaire à un praticien consciencieux, qui précisément se coupe les ongles ras pour éviter un pareil cas de figure.

Sur d'autres zones, le massage peut provoquer un léger inconfort ; et, dans les régions où des dépôts cristallins sous-cutanés se sont constitués, le patient peut effectivement sentir que le praticien est en train de travailler sur ces amas pour les dissiper progressivement.

Sur la cheville, dont les os sont plus saillants, une pression moindre suffit pour entrer en contact avec les points-réflexes ; si l'on exerce une pression trop forte sur ces zones, la douleur ressentie peut provenir des os.

Si l'on a affaire à un corps très tendu, il n'est pas surprenant de trouver dans le pied de nombreuses zones fort sensibles. Elles indiquent les régions du corps qui présentent le plus grand déséquilibre.

●●●●●●
Le massage rend les pieds plus réactifs.

Dans certains cas, lors d'une première séance de réflexologie, le patient ne ressent rien de particulier, alors même qu'il sait que certaines régions de son corps sont déséquilibrées. Ceci ne veut pas dire que le traitement ne va pas être efficace, pour autant, bien sûr, qu'il soit administré correctement. Dans de telles circonstances, il arrive fréquemment que les pieds deviennent plus sensibles au fur et à mesure des séances, du fait qu'ils sont de plus en plus réceptifs. Cette insensibilité initiale se rencontre souvent chez les personnes qui ont peu conscience de leurs pieds, et c'est presque comme si un bloc d'énergie s'était formé dans cette zone du corps et devait être libéré avant que le pied puisse réagir au traitement.

Il arrive aussi parfois que le massage des zones-réflexes ne provoque aucune réaction : ceci se produit avec des sujets qui présentent un état de santé particulièrement mauvais, notamment des lésions nerveuses ou une circulation sanguine très déficiente. Fort heureusement, cet état s'améliore avec le traitement, et le pied devient alors plus réactif.

Chez les patients souffrant d'une paralysie du bas de la jambe et du pied, par exemple à la suite d'une attaque, et qui donc ne ressentent normalement aucune sensation dans le bas du corps, il est intéressant de noter que certains ont eu la bonne surprise de voir leur pied bouger par saccades à la suite du massage de la zone-réflexe, ce qui montre que les circuits nerveux étaient restés intacts.

Les réactions au traitement

Immédiatement après la fin d'une séance, le patient doit ressentir une impression de chaleur dans les pieds et un état général de décontraction. Du fait que le praticien traite complètement un pied avant de passer à l'autre, il n'est pas rare qu'il recouvre d'une serviette le premier pied pour le maintenir au chaud pendant qu'il s'occupe du second.

Certaines personnes trouvent le traitement si relaxant qu'elles s'endorment en pleine séance, tout particulièrement si elle a lieu à l'issue d'une journée de travail. Du fait de cette décontraction, qui peut devenir extrême, il est nettement préférable que le patient ne se lance pas dans une grande activité dès la séance finie : au contraire, il faut qu'il prolonge cet état de relaxation, favorisant ainsi le processus de guérison. De nombreux patients ressentent une très grande fatigue après une séance et préfèrent se reposer pendant une demi-heure environ. À l'inverse, d'autres se sentent revigorés et éprouvent un sentiment de bien-être et de calme. Du fait de la stimulation de la circulation sanguine, d'autres encore ont l'impression d'avoir très chaud et parfois même ont la peau rougie par l'afflux de sang en fin de séance. Mais l'effet inverse peut également se produire, l'organisme dirigeant l'apport de sang vers l'intérieur du corps pour venir en aide au processus de guérison : le patient subit alors une impression de froid et des frissons après la fin de la séance, pendant une période limitée.

La réflexologie est une thérapie qui n'entraîne pas d'effets secondaires : c'est d'ailleurs la raison pour laquelle les malades se détournent de plus en plus de la médecine conventionnelle au profit des thérapies complémentaires. Toutefois, il est possible qu'une réaction survienne, car le corps cherche à se soigner lui-même, en se débarrassant des substances toxiques.

●●●●●●
La réflexologie n'entraîne pas d'effets secondaires.

La réaction susceptible de se produire est déterminée en grande partie par les déséquilibres de l'organisme, et son niveau varie d'une personne à l'autre. Du fait de ce risque, la première séance est toujours administrée avec une très grande douceur, afin de voir comment réagit le patient et de lui éviter une réaction trop pénible. Il est de toute façon préférable d'obtenir une amélioration progressive ; d'ailleurs, étant donné que les conséquences du déséquilibre se sont constituées sur une certaine période, il est inutile d'espérer un mieux immédiat. Les différentes formes de réactions affectent principalement les organes excréteurs, qui peuvent faire preuve d'une activité renforcée : c'est le cas des reins, des intestins, de la peau et des poumons. Voici quelques réactions qui peuvent survenir :

- Envie plus fréquente d'uriner, les reins réagissant en sécrétant une plus grande quantité d'urine ; celle-ci peut changer de couleur et d'odeur.
- Augmentation de l'activité intestinale, possibilité de flatulences.
- Symptômes similaires à ceux d'un rhume, les muqueuses du nez, de la gorge et des poumons produisant des sécrétions plus importantes ; le patient peut avoir à se moucher, et une toux grasse peut se manifester.
- Éruptions cutanées, aggravées notamment lorsqu'elles ont été supprimées par administration d'un médicament ; une augmentation de la sudation peut aussi être constatée.
- Chez les femmes, augmentation des écoulements vaginaux qui, étant aussi plus acides, provoquent une inflammation et une irritation légères.
- Réapparition soudaine d'anciennes affections qui avaient disparu.
- Perturbations du sommeil se manifestant soit par un sommeil plus profond, soit, au contraire, par une plus grande difficulté à s'endormir, avec parfois des rêves plus présents.

Toutes les réactions décrites ici peuvent être considérées comme des éléments positifs : elles ne dureront que peu de temps et indiquent que l'organisme s'efforce de combattre son déséquilibre. Il existe encore une autre réaction qui a été constatée après la fin d'une séance : l'assouplissement des articulations. On rapporte notamment le cas d'une femme qui avait toujours l'impression d'avoir deux fois plus d'articulations aux doigts !

Le nombre de séances nécessaires

Il est normal qu'un patient demande au bout de combien de temps il sera rétabli. Pourtant, il s'agit là de la question la plus difficile à laquelle le praticien soit amené à répondre.

Chaque patient étant différent, il est pratiquement impossible d'estimer à l'avance le nombre de séances nécessaire au traitement. On constate souvent une amélioration immédiate à l'issue de la première séance, que l'on peut expliquer en partie par des raisons psychologiques : le patient, appréciant le traitement, a en effet l'impression que celui-ci va être efficace. Dans l'ensemble, les résultats commencent à se faire sentir vers la fin de la troisième séance. À ce stade, il peuvent se manifester par une amélioration, soit totale, soit partielle mais très importante. Si, à l'issue de la troisième séance, le patient ne ressent aucune amélioration notable, on est en droit de se demander si, dans ce cas particulier, la réflexologie lui sera d'une quelconque utilité. En règle générale, les troubles qui existent depuis longtemps seront plus longs à soigner que ceux qui ne se manifestent que depuis une période récente. De même, les affections sérieuses demandent un temps de traitement plus long.

En tout état de cause, il convient de déterminer un programme de traitement. Même s'il suffit d'une séance pour corriger un problème de santé, il est plus raisonnable d'administrer le traitement en plusieurs fois, pour obtenir un rééquilibrage total des systèmes de l'organisme et éviter la réapparition du trouble. Dans la plupart des cas, il est conseillé de prévoir six à huit séances, espacées d'une semaine. Il est parfois possible d'administrer le traitement deux fois par semaine, tout particulièrement dans le cas de problèmes de dos, lorsque la douleur vient de se déclarer et est extrêmement vive. Il n'est pas recommandé de prévoir plus d'une séance par semaine (deux, à l'occasion), car il existe toujours un risque de trop travailler sur une zone et de provoquer ainsi une trop forte réaction de l'organisme. Il faut en effet toujours se rappeler que le corps a besoin de temps pour rétablir son équilibre et pour que s'effectue le travail de réparation.

La durée des séances varie elle aussi mais, étant donné qu'à chaque fois le praticien agit sur toutes les zones-réflexes des deux pieds pour traiter l'organisme entier, elle s'établit à trois quarts d'heure environ. Parfois, le réflexologue doit travailler plus lentement que de coutume : c'est notamment le cas lorsque les pieds sont extrêmement sensibles ou contractés. La séance peut alors durer jusqu'à une heure, mais dépasser une telle limite est excessif. En l'occurrence, on gardera toujours en mémoire le précepte d'Eunice Ingham : il vaut toujours mieux traiter trop peu que traiter trop. Chez une personne présentant un état de santé relativement bon et quelques zones-réflexes sensibles aux pieds, une séance complète durera moins de temps. Mais, dans la pratique, la plu-

●●●●●●
Pas plus d'une séance par semaine.

part des réflexologues prévoient des séances d'une heure, ce qui laisse un temps suffisant au patient pour s'installer confortablement, recevoir le traitement et rester au calme quelques instants, au lieu de partir précipitamment.

Avec des enfants ou des bébés, il est bien évident que la durée de la séance est moindre. La première raison en est que la surface à traiter est réduite par rapport aux pieds d'un adulte. La seconde raison tient à la quasi-impossibilité pour un bébé ou un enfant de rester tranquillement assis pendant une heure, même s'il existe de rares exceptions. Si le vôtre a tendance à gigoter, emportez avec vous un livre ou du papier et des crayons, pour le distraire et fixer son attention.

Les enfants apprécient le traitement par réflexologie, et on obtient sur eux des résultats plus rapides : c'est sans doute parce que leur organisme a eu moins de temps pour

●●●●●●
La réflexologie peut traiter aussi les enfants.

subir un déséquilibre et réagit davantage pour se corriger. On connaît le cas d'un petit garçon qui apprécia tant le traitement et s'en sentit tellement mieux qu'il voulut l'administrer lui-même à sa mère en rentrant à la maison !

En définitive, la réflexologie permet de traiter aussi bien les hommes que les femmes, et ce à tout âge. Elle apporte à presque tous les patients des bienfaits, soit en corrigeant totalement un désordre, soit en aidant la personne à se sentir mieux et plus décontractée. En fait, il n'existe qu'un nombre très limité de personnes qui n'ont tiré aucun bénéfice d'un traitement correctement administré.

4 ■ Les zones-réflexes

Nous avons déjà abordé la division du corps humain en dix lignes longitudinales et trois transversales, ainsi que la correspondance entre les zones ainsi déterminées et les zones-réflexes. La figure 10 présente la disposition anatomique des différentes parties du corps et les zones longitudinales dans lesquelles elles sont situées. Examinons maintenant les zones-réflexes du pied, en fonction des différents systèmes et appareils de l'organisme :

1. La tête
2. Le système osseux et musculaire
3. Le système endocrinien
4. L'appareil respiratoire
5. Le cœur et l'appareil circulatoire
6. Le système lymphatique
7. Le système digestif
8. Le système urinaire
9. La peau

Nous brosserons une brève description de chacun de ces systèmes, après avoir décrit les zones-réflexes correspondantes.

1. La tête

Toutes les zones-réflexes de la tête sont localisées dans les orteils. Les gros orteils correspondent à la totalité de la tête, et chacun d'entre eux représente cinq zones.

Le *cerveau* fait partie du système nerveux central ; c'est

une sorte d'ordinateur extrêmement complexe, qui contrôle de très nombreuses fonctions de l'organisme. Il comprend deux hémisphères, le gauche et le droit : le lobe droit contrôle le côté gauche du corps, le lobe gauche le côté droit du corps. Cependant, en réflexologie, il n'existe pas de croisement au niveau du cerveau : ainsi, le côté droit du cerveau est représenté sur le pied droit, le côté gauche sur le pied gauche. Cette caractéristique est particulièrement importante dans un certain nombre de cas. Par exemple, pour une attaque à l'occasion de laquelle l'un des côtés du cerveau a subi une hémorragie ayant entraîné une paralysie du côté opposé du corps : le traitement impliquera le réflexe sur le côté du cerveau dans lequel a eu lieu l'hémorragie, et les réflexes des régions affectées sur le côté opposé du corps, et donc le pied opposé. Par ailleurs, le cerveau est un organe d'une importance considérable, puisqu'il en émerge douze paires de nerfs crâniens qui contrôlent l'odorat, le goût, la vue, l'ouïe, ainsi que des fonctions motrices qui impliquent le cœur, les poumons et les organes abdominaux. Les zones-réflexes du cerveau se situent dans la pulpe des gros orteils ; le réflexe de l'hypophyse se trouve à peu près au centre de la pulpe de l'orteil, les zones-réflexes du haut du cerveau et du haut de la tête tout en haut du gros orteil, juste derrière l'ongle. La zone-réflexe du côté du cerveau et du côté de la tête est localisée le long du côté du gros orteil faisant face à l'orteil suivant. La zone-réflexe du visage se trouve sur le dessus du gros orteil (figure 11).

Les *sinus* sont des cavités remplies d'air, situées dans les pommettes et derrière les sourcils, et qui sont en liaison avec le nez. Ils jouent un rôle dans la résonance de la voix, ainsi que dans la protection des yeux et du cerveau.

54 • DÉCOUVRIR LA RÉFLEXOLOGIE

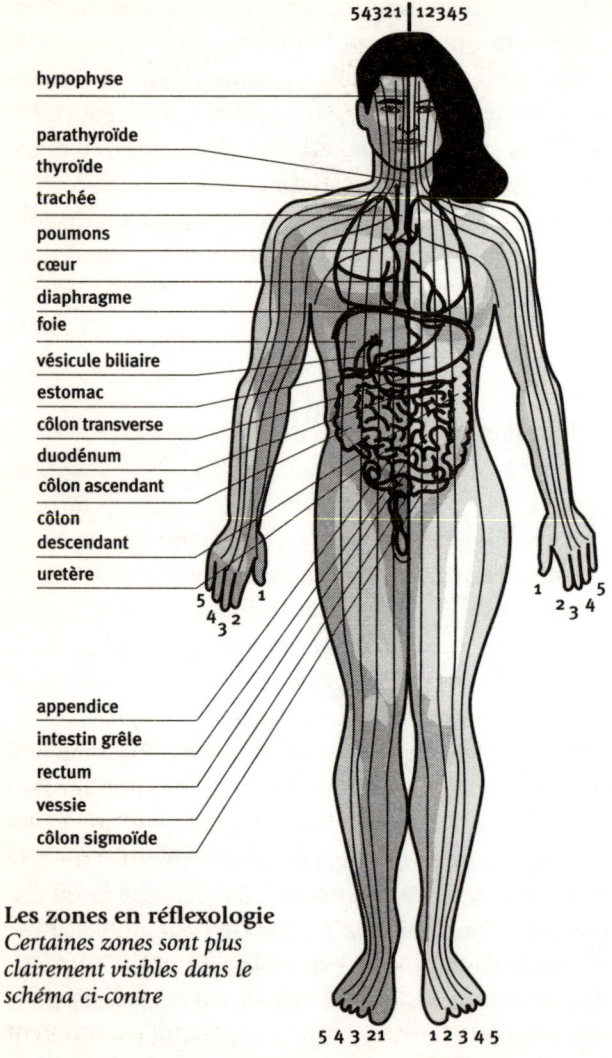

Les zones en réflexologie
Certaines zones sont plus clairement visibles dans le schéma ci-contre

Figure 10. Les différentes zones du corps.

LES ZONES-RÉFLEXES • 55

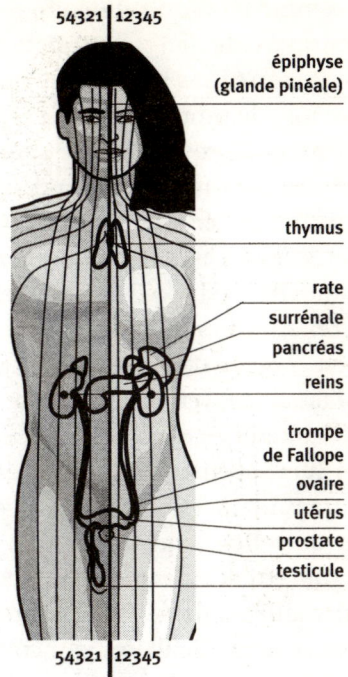

Les zones-réflexes des sinus sont localisées dans les quatre petits orteils, non seulement sur tout le dessus, mais parfois aussi sur les côtés. Les sinus étant situés dans les zones 2 à 5 du corps, leurs réflexes se trouvent dans les zones correspondantes du pied (figure 11).

Les *yeux* sont les organes de la vue. Leur fonctionnement est similaire à celui d'un appareil photo : une lentille concentre la lumière dans l'œil. Cette lumière arrive ensuite à un écran photosensible appelé rétine, qui peut la convertir en une impulsion électrique susceptible d'être interprétée par le cerveau. La pupille, cernée d'un iris coloré, agit comme un filtre automatique de la lumière, la fenêtre transparente de l'œil est nettoyée automatiquement par les sécrétions lacrymales ; quant à l'obturateur ayant un rôle de protection, il est représenté par la paupière. La zone-réflexe de l'œil se situe à la base des deuxième et troisième orteils, juste au-dessous de la jonction avec la plante du pied. Les yeux étant localisés dans les zones 2 et 3, les réflexes se retrouvent dans les zones correspondantes du pied. L'œil droit est représenté sur le pied droit, l'œil gauche sur le pied gauche (figure 11).

L'*oreille* est l'organe de l'ouïe, et c'est grâce à l'oreille externe et à l'oreille moyenne que les vibrations sonores peuvent être traduites en sons. Les os de l'oreille interne (marteau, enclume et étrier) sont rattachés au tympan et capables de transmettre les vibrations à l'oreille interne. À l'intérieur de celle-ci, on trouve une zone appelée cochlée, qui convertit les vibrations en messages nerveux. On trouve par ailleurs dans l'oreille interne des zones appelées canaux semi-circulaires, qui contrôlent l'équilibre du corps. Les zones-réflexes des oreilles sont placées de façon similaire à celles des yeux, mais au-dessous des quatrième et cinquième orteils, juste à la jonction avec la plante des pieds. Les réflexes se trouvent donc dans les zones 4 et 5, qui sont celles dans lesquelles les oreilles sont positionnées dans le corps. Le réflexe de l'oreille droite se trouve sur le pied droit, celui de l'oreille gauche sur le pied gauche (figure 11).

La *trompe d'Eustache* relie l'oreille moyenne et l'arrière de la gorge ; elle a pour rôle de maintenir à la pression atmosphérique l'air situé dans l'oreille moyenne. C'est un conduit qui peut s'obstruer quand on effectue un voyage en avion ; il se débloque quand on rétablit les pressions

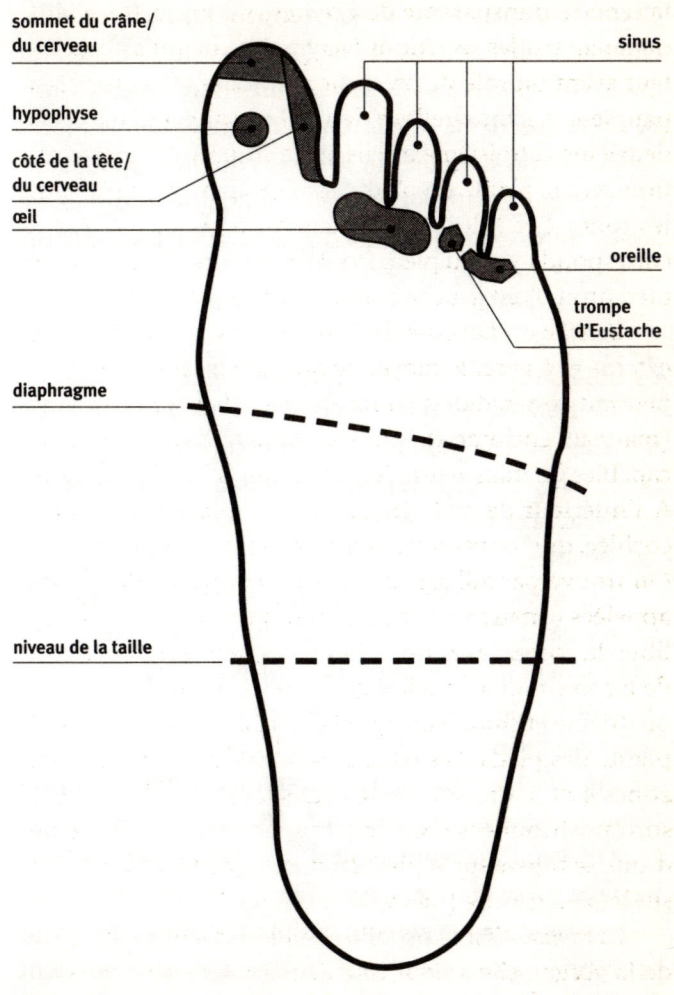

Figure 11. Les zones-réflexes de la tête sur la plante du pied gauche.

à un niveau identique, soit en bâillant, soit en se mouchant. La zone-réflexe de la trompe d'Eustache se situe entre celle de l'œil et celle de l'oreille : sur la plante du pied, juste au-dessous de la palmure située entre les troisième et quatrième orteils. On la trouve également localisée de façon similaire sur le dessus du pied, au-dessous de la palmure, entre les troisième et quatrième orteils. La zone-réflexe existe sur le pied gauche aussi bien que sur le droit (figure 11).

2. Le système osseux et musculaire

Ce système regroupe les articulations du corps et les muscles qui leur sont associés. Il comprend la colonne vertébrale, le cou, la ceinture scapulaire, les coudes, les poignets, la ceinture pelvienne, les hanches, les genoux et les chevilles.

La *colonne vertébrale*, ou rachis, est composée de segments osseux appelés vertèbres, qui sont regroupées en un certain nombre de catégories : en allant de haut en bas, on trouve 7 cervicales, 12 dorsales, 5 lombaires, 5 sacrées et 4 coccygiennes. Chez l'adulte, les sacrées et les coccygiennes sont soudées et non mobiles, et forment respectivement le sacrum et le coccyx.

Les vertèbres comportent une cavité centrale par laquelle passe la moelle épinière, qui est une extension du cerveau. Chaque nerf qui en émane porte un nom qui correspond à la zone d'où il émerge. Ces nerfs affectent les régions du corps situées au même niveau que la région de la moelle épinière d'où ils émergent : nerfs cervicaux (tête et bras), thoraciques (poitrine), lombaires (extrémités inférieures, jambes et pieds), sacrés (bassin et ses organes, fesses), coccygiens (rectum, anus).

La zone-réflexe de la colonne vertébrale se situe sur la longueur de l'intérieur des deux pieds, car le rachis occupe dans le corps une position centrale. Les différentes régions de la colonne vertébrale seront représentées dans leur ordre respectif dans l'organisme. La zone-réflexe des cervicales démarre au sommet du côté du gros orteil et se termine à la base de ce doigt. Celle du cou se situe tout autour de la base du gros orteil, celle de la région thoracique de la colonne vertébrale sur le côté du premier métatarse. La zone-réflexe de la région lombaire va de la ligne de taille du pied jusqu'à, approximativement, la hauteur de l'os interne de la cheville. La zone restante sur le côté interne du pied représente les zones-réflexes du sacrum et du coccyx (figure 12).

Les *membres supérieurs* comportent trois articulations – celles de l'épaule, du coude et du poignet –, sans compter celles des doigts.

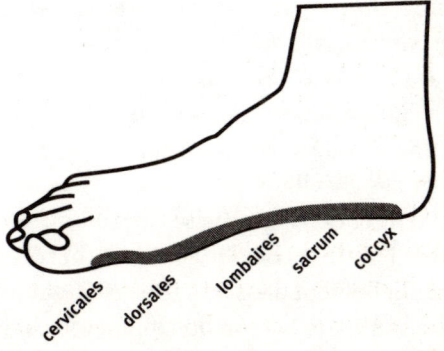

Figure 12. Les zones-réflexes de la colonne vertébrale, sur le côté du pied droit.

La zone-réflexe de l'épaule se situe autour de la base du petit orteil, sur la plante, le côté externe et le dessus du pied. La zone-réflexe de la ceinture scapulaire se trouve en travers de la plante et du dessus du pied et se répartit sur les cinq zones, de la même façon que cette ceinture s'étend sur cinq zones dans le corps. Cette zone-réflexe couvre la moitié supérieure des métatarses et est localisée dans une zone similaire à celle qui correspond aux côtes ; toutefois, dans ce dernier cas, la zone-réflexe s'étend sur la totalité des métatarses. La zone-réflexe du sternum se trouve sur le dessus du pied, à l'extrémité du premier métatarse, dans la zone 1 (figures 13a et 13b). La zone-réflexe du haut du bras se trouve sur le côté externe du pied, légèrement sur le dessus, entre la zone-réflexe de l'épaule et la base du cinquième os métatarsien (le léger renflement osseux au niveau de la ceinture sur le côté externe du pied). La zone-réflexe de l'épaule se situe exactement à la base du cinquième os métatarsien (figure 13b).

Le *pelvis* est une grande cavité en forme de bassin (nom qui lui est aussi donné), formée par le sacrum et le coccyx à l'arrière, et par les os iliaques (grands os qui sont ceux des côtes) sur l'avant et les côtés. Le bassin renferme et protège la vessie, le rectum et les organes sexuels. Les zones-réflexes de la région pelvienne se trouvent sur les tarses des deux pieds et les os des chevilles.

La zone-réflexe de la hanche se situe au-dessous de la face externe de l'os de la cheville et le long du côté externe du pied, essentiellement dans une zone en demi-lune partant à mi-chemin entre la base du cinquième os métatarsien et la cheville, et allant jusqu'à l'arrière de la cheville. Cette zone-réflexe touche aussi à la zone-réflexe du haut de la jambe (figure 13b).

LES ZONES-RÉFLEXES • 61

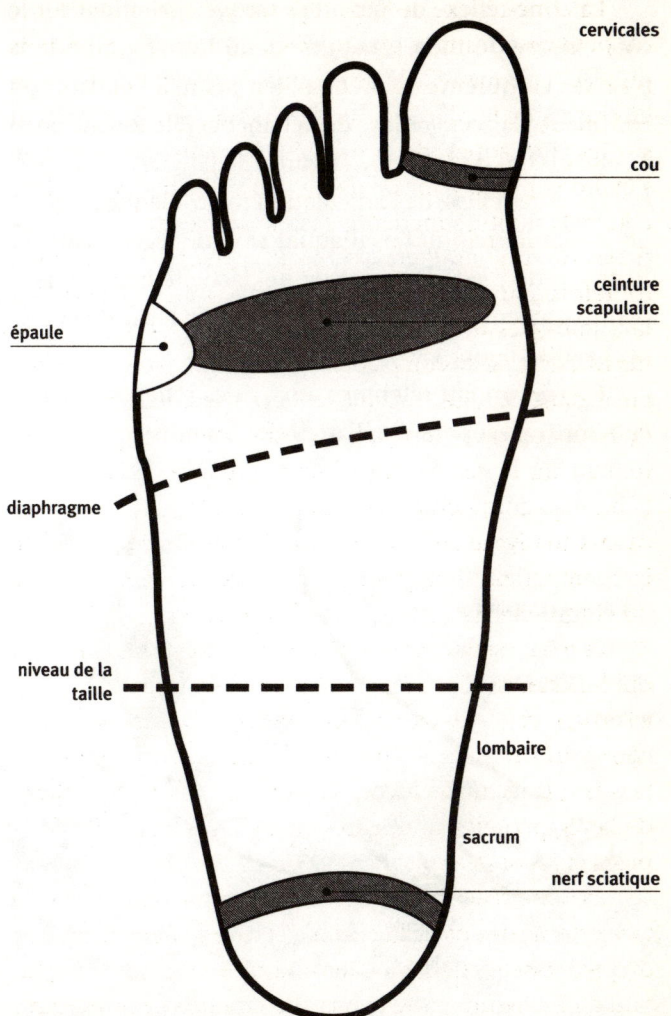

Figure 13a. Les zones-réflexes des systèmes osseux et musculaire sur la plante du pied droit.

La zone-réflexe du genou se trouve également sur le côté externe du pied, dans une demi-lune partant de la base du cinquième os métatarsien jusqu'à l'endroit où commence la zone-réflexe de la hanche. Elle touche aussi à celle du bas de la jambe (figure 13b).

La zone-réflexe de l'articulation sacro-iliaque (endroit où le sacrum rejoint l'os iliaque) se situe légèrement sur le dessus du pied, dans une petite déclivité que l'on rencontre souvent juste en avant de la face externe de l'os de la cheville (figure 13b).

Quand on fait référence aux zones-réflexes des articulations, il est possible d'atteindre les muscles qui sont

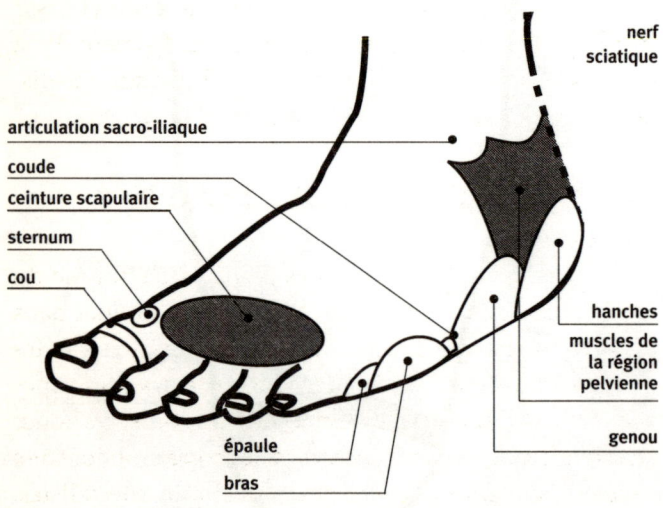

Figure 13b. Les zones-réflexes des systèmes osseux et musculaire sur le côté du pied gauche.

associés à ces articulations en massant les zones correspondantes. De ce fait, les muscles fessiers et ceux situés autour du haut de la jambe seront associés avec les zones-réflexes de l'articulation sacro-iliaque et des hanches.

Le *nerf sciatique*, qui est le plus long nerf de l'organisme, émerge du bas de la colonne vertébrale pour passer à travers la fesse et descendre le long de la jambe, puis se divise derrière le genou en deux branches principales desservant le bas de la jambe.

La zone-réflexe du nerf sciatique se situe approximativement au tiers du trajet représentant la base légèrement durcie de la cheville sur la plante du pied ; elle est présente dans les cinq zones. On trouve une autre zone-réflexe, qui s'étend depuis les bords de cette zone et passe sur les côtés du pied, pour remonter sur l'arrière de la jambe de part et d'autre du tendon d'Achille, sur une distance de quelques centimètres (figures 13a et 13b).

Les relations entre les parties du corps

Outre les zones-réflexes des pieds, la technique du crochet précédemment évoquée peut être appliquée dans la correspondance entre les membres supérieurs et les membres inférieurs. Du fait de la présence des cinq zones dans le bras et la jambe des deux côtés du corps, ces zones en relation peuvent être décrites ; elles correspondent aux « réflexes croisés » mentionnés par certains spécialistes. Ainsi, ces zones relient la hanche avec l'épaule, le genou avec le coude, la cheville avec le poignet, mais aussi le haut de la jambe avec le haut du bras, le bas de la jambe avec le bas du bras, et le pied avec la main. Ces relations

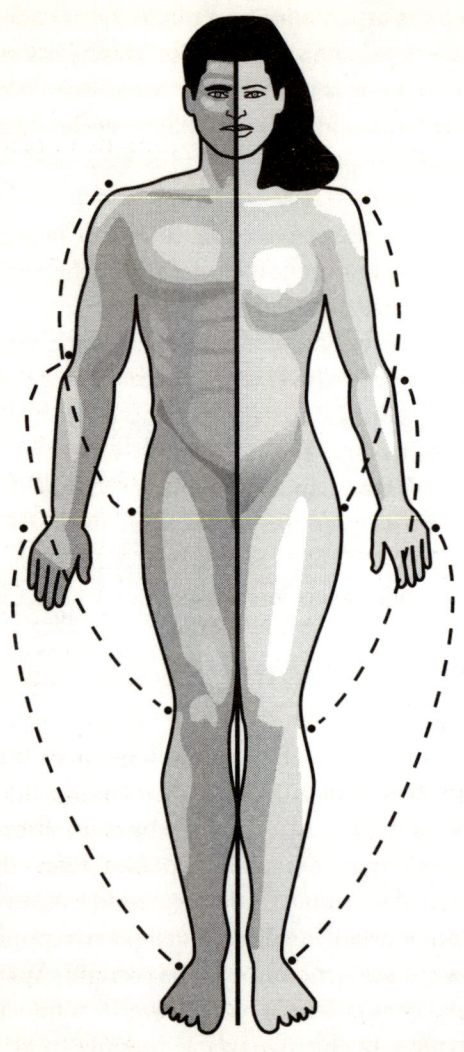

Figure 14. *Les relations entre les différentes parties du corps.*

existent entre les régions situées du même côté du corps, par exemple le coude droit avec le genou droit. L'intérêt de ces relations entre différentes régions réside dans le fait qu'elles peuvent être massées directement, lorsqu'il n'apparaît pas raisonnable de travailler directement sur la région affectée. Ainsi, dans le cas d'une inflammation grave d'une articulation, celle du genou, par exemple, un massage direct risque d'aggraver l'affection ; en revanche, il est possible de pratiquer un massage sur le coude situé du même côté du corps, ce qui permet de réduire l'inflammation du genou. Autre exemple, celui d'un poignet cassé : en massant la cheville du même côté, il est possible d'accélérer la guérison du poignet et aussi d'éviter une lésion musculaire grave. Insistons ici sur le fait que ces régions en relation doivent être massées en plus des zones-réflexes des pieds (figure 14).

3. Le système endocrinien

Le système endocrinien, qui régule la production des hormones, joue un rôle très important dans l'organisme. Les sécrétions des glandes endocrines ne passent pas par des canaux, mais sont véhiculées par le sang jusqu'aux différentes parties du corps où elles sont appelées à agir.

Les glandes endocrines sont l'hypophyse, la thyroïde, les parathyroïdes, les surrénales, le pancréas et les glandes de la reproduction (appelées aussi gonades).

L'*hypophyse* est souvent considérée comme la glande maîtresse de l'organisme, car elle contrôle l'action de nombreuses autres glandes. Malgré sa petite taille (approximativement celle d'un pois), elle peut se diviser au plan anatomique en deux parties, l'une antérieure et l'autre postérieure, chaque lobe produisant un certain nombre d'hormones différentes. Les substances fabriquées par l'hypophyse influent sur la croissance, un déséquilibre pouvant entraîner le gigantisme ou le nanisme. Elles affectent aussi les sécrétions de la thyroïde, des surrénales et des gonades, et donc le métabolisme, la pression sanguine, l'équilibre en eau, le développement sexuel et la fécondité. Par ailleurs, elles ont une influence sur les muscles de l'utérus et les glandes mammaires chez la femme enceinte. Les hormones de l'hypophyse ont bien d'autres fonctions, outre celles mentionnées ci-dessus. La zone-réflexe de l'hypophyse se trouve au centre de la pulpe du gros orteil ; toutefois, sa localisation peut légèrement varier, vers le haut, le bas ou les côtés. Elle est très sensible chez la plupart des gens, ce qui s'explique probablement par le fait que, d'une part, l'hypophyse, glande maîtresse, a de nombreuses fonctions et que, d'autre part, le système hormonal qu'elle contrôle se trouve facilement déséquilibré par la tension et le stress qui affectent de très nombreuses personnes. On trouve une zone-réflexe de l'hypophyse sur chacun des deux gros orteils (figure 15).

La *thyroïde* est une glande bilobée située au niveau du cou. Une mince zone appelée isthme relie les deux lobes, donnant à la glande l'apparence d'un papillon. La thyroïde a pour principale fonction de contrôler le métabolisme (rythme de l'activité cellulaire produisant de la chaleur et de l'énergie) : le niveau de métabolisme cellulaire peut être augmenté par la production de la thyroxine, sécrétée par la thyroïde. Lorsque cette glande subit une hyperactivité ou une hypo-activité, un certain nombre de modifications peuvent intervenir aux niveaux physique et mental. La glande thyroïde fabrique aussi une autre

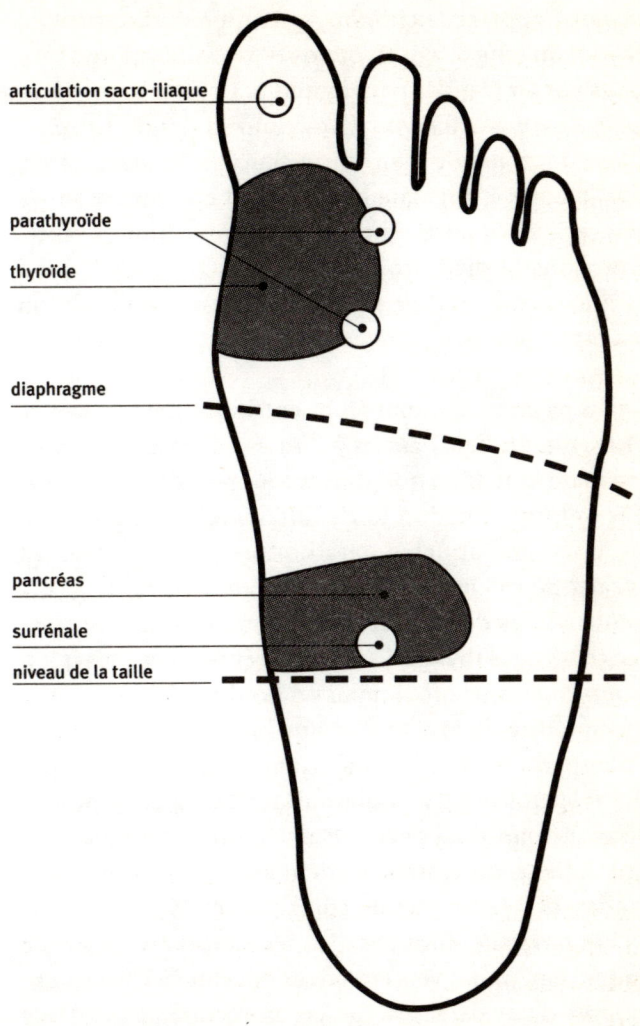

Figure 15. Les zones-réflexes du système endocrinien sur la plante du pied gauche.

hormone appelée calcitonine, qui influe sur la teneur en calcium du sang et agit en opposition aux hormones produites par les glandes parathyroïdes. La calcitonine favorise également la fixation du calcium sur les os. La zone-réflexe de la glande thyroïde se situe sur les deux pieds, dans la zone 1, puisque la glande est elle-même située dans cette zone, au niveau du cou. Le lobe droit est représenté dans le pied droit, le lobe gauche dans le pied gauche. La zone-réflexe se trouve au-dessus du mont du gros orteil, plus particulièrement dans la partie supérieure de cette zone (figure 15).

Les *parathyroïdes* sont représentées par deux paires de petites glandes enchâssées à l'arrière de la thyroïde, au niveau du cou. Bien que situées tout près de la thyroïde, elles ont une fonction toute différente : elles sécrètent une hormone appelée parathormone, qui régule les niveaux de calcium et de phosphore dans le sang. Les zones-réflexes des glandes parathyroïdes sont associées avec celles de la thyroïde, sur les deux pieds dans la région du mont du gros orteil, mais en bordure des zones 1 et 2, c'est-à-dire de niveau avec une ligne qui passerait sur la plante du pied et que l'on tirerait depuis la palmure reliant le gros orteil au doigt suivant. Sur chaque pied, il existe une partie supérieure et une partie inférieure de la zone-réflexe, qui correspondent au haut et au bas des glandes, des deux côtés du corps (figure 15).

Les *surrénales* sont des glandes situées au-dessus de chaque rein, plutôt vers l'intérieur de celui-ci. Chacune se compose d'une partie externe, la corticosurrénale, et d'une partie interne, appelée médullosurrénale. La glande médullosurrénale sécrète l'adrénaline et la noradrénaline. L'adrénaline est une hormone qui a pour fonction de préparer l'organisme à des situations de peur, de danger, d'affrontement. Elle a pour effet d'augmenter l'apport de sang aux régions du corps qui en ont besoin (comme le cerveau, les muscles, le cœur et les poumons), provoquant ainsi un reflux sanguin au niveau de la peau et du système digestif, qui ont un besoin moins vital de sang dans de telles circonstances. L'adrénaline stimule également le rythme cardiaque et la pression sanguine et provoque la libération de glucose, qui constitue une source d'énergie supplémentaire. La glande corticosurrénale, quant à elle, produit notamment des hormones qui agissent sur le métabolisme des hydrates de carbone et sur l'équilibre en sels minéraux, ainsi que certaines hormones sexuelles. Mais elle influe également sur le tonus musculaire, contribue à atténuer les inflammations, à lutter contre les réactions allergiques et aide l'organisme à faire face à la fatigue et au stress. Au total, les glandes surrénales ont une grande importance, puisque l'on pense qu'elles interviennent dans plus de cinquante fonctions de l'organisme. Les zones-réflexes des glandes surrénales se trouvent juste au-dessus et légèrement du côté interne des zones-réflexes des reins, dans la zone 2 de la plante du pied, un peu au-dessus du niveau de la taille. La surrénale droite est représentée sur le pied droit, la gauche sur le pied gauche (figure 15).

Le *pancréas* offre la particularité d'être une glande à la fois endocrine (sécrétions véhiculées par le sang) et exocrine (sécrétions directes). Il est situé derrière l'estomac, juste au-dessus de la ceinture. La fonction exocrine du pancréas est représentée par la production de sucs digestifs qui passent par un canal excréteur pour arriver à l'intestin grêle ; elle sera abordée page 86, en même temps que les autres fonctions de l'appareil digestif. La fonction endocrine consiste à produire l'insuline, hormone qui limite le taux de glucose dans le sang. Cette teneur est importante et doit être régulée avec précision, car le glucose constitue la principale source d'énergie utilisée par le cerveau. L'insuline est sécrétée dans la région du pancréas appelée îlots de Langerhans ; celle-ci peut également produire une autre substance, le glucagon, qui provoque une augmentation du taux de glucose dans le sang : les deux hormones provenant des îlots de Langerhans interviennent donc dans le métabolisme des hydrates de carbone. Les zones-réflexes du pancréas se situent dans les deux pieds, juste au-dessus de la ceinture et au-dessous du diaphragme, dans les zones 1 et 2 du pied droit, et 1, 2 et 3 du pied gauche. Étant donné que, dans l'organisme, l'estomac se trouve à l'avant du pancréas, il existe une superposition des zones-réflexes de ces deux organes sur la plante des pieds (figure 15).

Les *gonades*, ou *glandes sexuelles*, sont représentées par les ovaires chez la femme, par les testicules chez l'homme. Les ovaires sécrètent les œstrogènes et la progestérone, hormones responsables du développement, à la puberté, des caractères sexuels secondaires. À partir de la puberté, la femme connaît une production cyclique d'ovules, qui sont des cellules de la reproduction. Celle-ci se poursuit jusqu'à la ménopause, sauf dans les cas de grossesse ou de maladie. Les hormones ovariennes provoquent régulièrement des changements dans les trompes de Fallope, l'utérus et le vagin, pendant le déroulement du cycle menstruel. Les deux ovaires sont situés de chaque côté du bassin et reliés à l'utérus par l'intermédiaire des trompes de Fallope. L'utérus se trouve au centre du bassin, derrière la

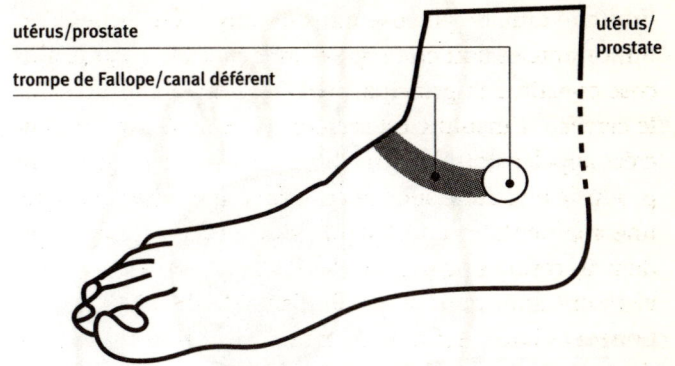

Figure 16. *Les zones-réflexes du système reproducteur sur les côtés des pieds.*

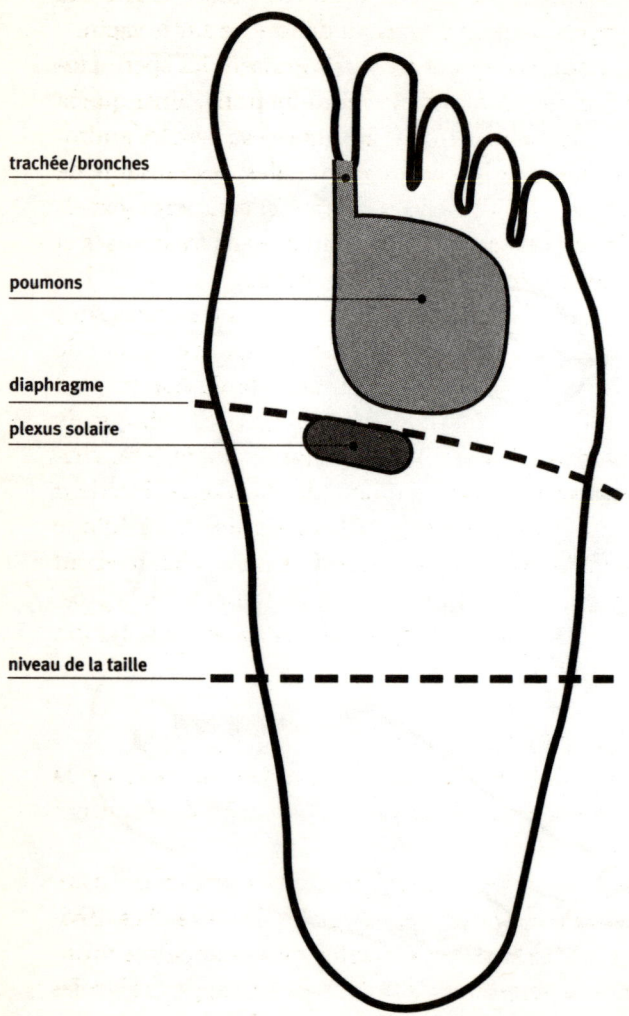

Figure 17a. Les zones-réflexes du système respiratoire sur la plante du pied.

Fallope. L'utérus se trouve au centre du bassin, derrière la vessie, légèrement au-dessus ; il débouche sur le vagin.

Les testicules, quant à eux, produisent les spermatozoïdes (cellules mâles de la reproduction), ainsi que la testostérone. Cette dernière substance est, avec les androgènes sécrétés par les corticosurrénales, responsable de l'apparition à la puberté des organes et caractères sexuels secondaires. Les testicules sont situés dans les bourses et suspendus par les cordons spermatiques.

Les zones-réflexes des ovaires et des testicules sont situées au même emplacement, à mi-chemin entre l'os de l'articulation et la cheville, sur l'extérieur de chaque pied (figure 16). De même, les zones-réflexes de l'utérus et de la prostate sont situées au même emplacement, à mi-chemin entre l'os de l'articulation et la cheville, à l'intérieur de chaque pied (figure 16). Celles des trompes de Fallope et des canaux déférents se trouvent dans une région reliant respectivement l'ovaire et l'utérus, les testicules et la prostate, sur le dessus du pied, devant les os de l'articulation (figure 16).

4. L'appareil respiratoire

L'appareil respiratoire se compose du nez, de la bouche, de la gorge, du larynx, de la trachée, des bronches et des poumons.

Les *poumons* sont des structures arborescentes qui comprennent deux branches principales, les bronches, divisées en branches de plus en plus petites appelées bronchioles, et se terminent dans des sacs à air appelés alvéoles pulmonaires. C'est à l'intérieur de ces alvéoles que se produit l'essentiel des échanges gazeux, l'oxygène inspiré étant absorbé par le sang, et le dioxyde de carbone du sang réduit étant absorbé par les alvéoles pour être expiré. Les deux poumons, situés à gauche et à droite de la cavité thoracique, sont protégés par les côtes et le diaphragme. Les zones-réflexes des poumons se trouvent au niveau des deux pieds et traversent les cinq zones, au-dessus des métatarses ; les plantes et les dessus des pieds peuvent présenter des zones-réflexes (figures 17a et 17b).

Les *bronches*, la *trachée*, le *larynx*, la *gorge*, le *nez* et la *bouche* sont des voies aériennes, et il ne s'y produit pas d'échanges gazeux. La zone-réflexe de la trachée se trouve le long du côté du mont du gros orteil, sur chaque pied. La zone-réflexe des bronches, présente sur chaque pied, s'étend sur le mont du gros orteil, depuis la zone de la trachée jusqu'à celle du poumon (figures 17a et 17b). Les zones-réflexes du nez et de la gorge se situent sur le des-

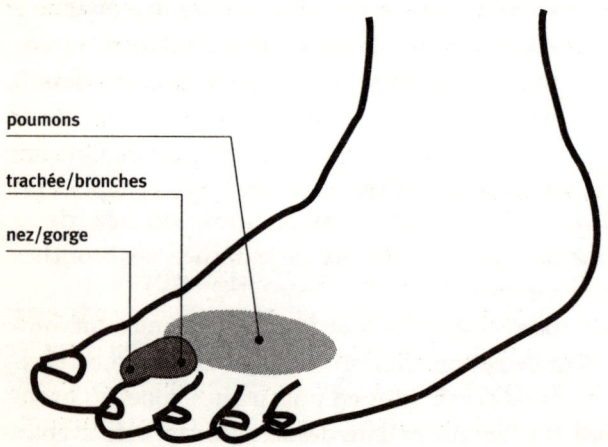

Figure 17b. Les zones-réflexes du système respiratoire sur le dessus du pied gauche.

sus du gros orteil, juste au-dessus de la jointure entre ce doigt et le pied (figure 17b).

Le *diaphragme* est une structure musculeuse en forme de dôme, qui sépare le thorax de l'abdomen et entoure la surface inférieure des poumons. La respiration est une action musculaire qui fait appel au diaphragme. Celui-ci se contracte et s'abaisse pendant l'inspiration, ce qui augmente la capacité thoracique. À l'inverse, il se relâche et remonte à l'expiration : la capacité thoracique s'en trouve diminuée. La zone-réflexe du diaphragme se trouve sur la plante des pieds, le long d'une ligne reliant le bas du mont du gros orteil au mont du pied (figure 17a).

Le *plexus solaire* est constitué de filets nerveux qui se ramifient dans toutes les régions de la cavité abdominale. Il est situé juste devant le diaphragme et derrière l'estomac. Il est parfois surnommé le « cerveau de l'abdomen », car il dessert l'abdomen aussi bien que le diaphragme et les glandes surrénales. De ce fait, c'est une zone importante quand il s'agit de dissiper la tension, le stress, la peur, la colère ou la nervosité. La zone-réflexe du plexus solaire se situe juste au-dessous de celle du diaphragme sur la plante des pieds, dans les zones 2 et 3 (figure 17a).

5. Le cœur et l'appareil circulatoire

Le fonctionnement optimal de l'organisme passe par une bonne circulation dans toutes les parties du corps. Le fait de travailler sur une zone-réflexe améliore en même temps la circulation dans la partie du corps correspondante.

Le *cœur* est un muscle dont la fonction est celle d'une pompe : il envoie le sang dans la totalité du système cir-

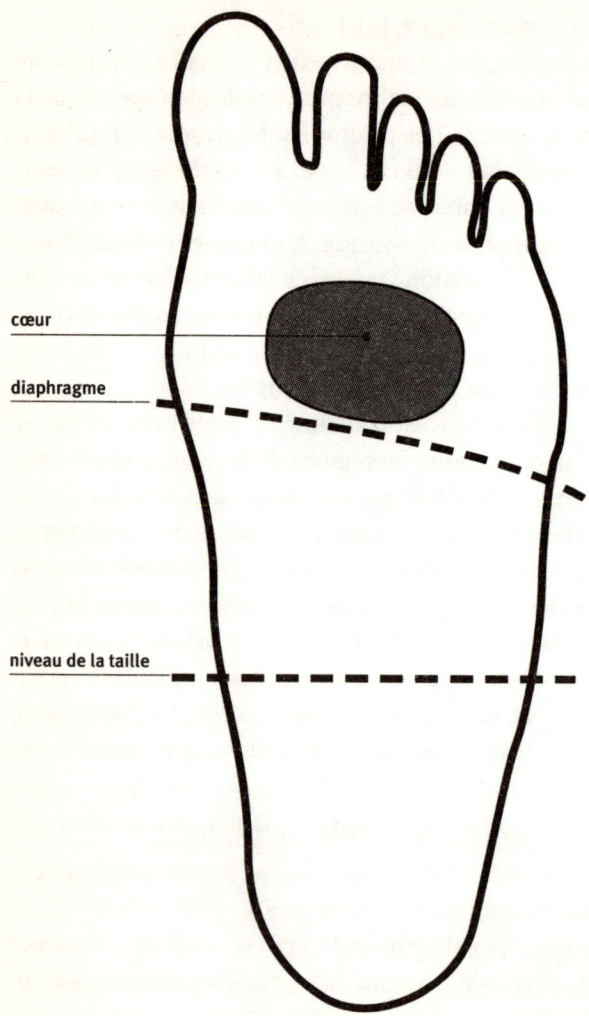

Figure 18. La zone-réflexe du cœur.

culatoire par l'intermédiaire de vaisseaux appelés artères, capillaires ou veines. Les artères véhiculent du sang oxygéné jusqu'aux différents tissus. Là, il se produit un échange dans les lits capillaires, et le sang réduit est acheminé au cœur par l'intermédiaire des veines. Il est alors transporté jusqu'aux poumons, où est libéré le dioxyde de carbone et où est collecté l'oxygène. Il retourne ensuite au cœur, avant d'être distribué à nouveau à tout l'organisme.

Le cœur est constitué de quatre cavités ; les deux supérieures sont les oreillettes, les deux inférieures les ventricules. Un système de valves empêche tout reflux de sang entre les différentes cavités. Oreillette et ventricule droits sont séparés de leurs équivalents gauches par une cloison appelée septum. Le cœur est situé au centre du thorax, à proximité des poumons, les deux tiers de sa masse du côté gauche du thorax, et le tiers restant sur la droite.

La zone-réflexe du cœur constitue une légère exception au schéma général qui permet de déterminer la localisation d'une zone-réflexe en fonction de l'emplacement d'un organe ou d'une région dans le corps. La principale zone-réflexe se trouve dans le pied gauche, dans les zones 2 et 3, au-dessous du niveau du diaphragme. Elle recouvre le bas de la zone en relation avec le poumon gauche, sur la plante du pied (figure 18).

6. Le système lymphatique

Le système lymphatique est lui aussi un système circulatoire qui fonctionne en relation étroite avec le système sanguin, tout en en étant séparé. Les vaisseaux lymphatiques, présents dans tout l'organisme, contiennent un

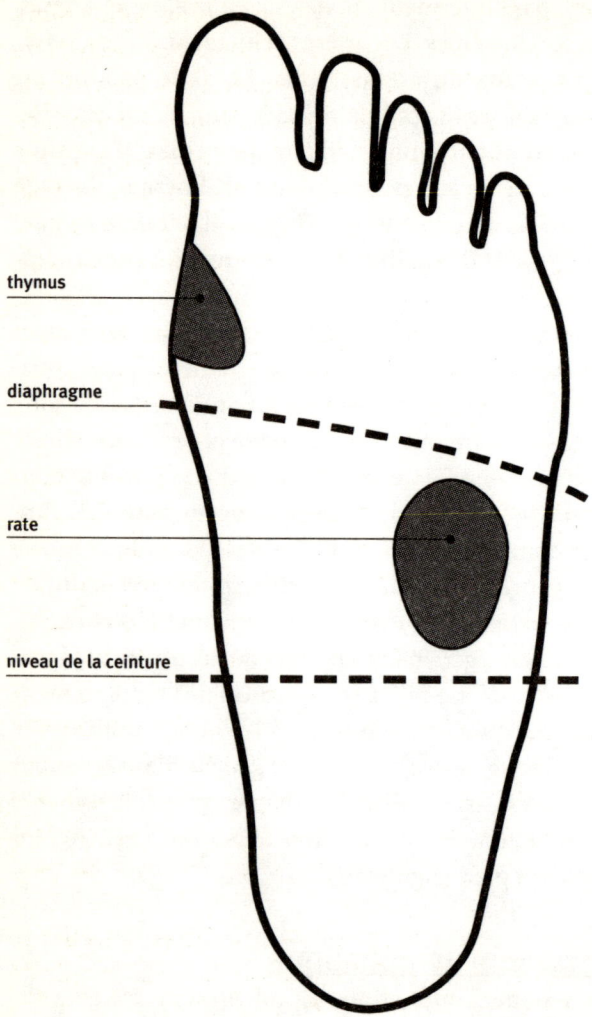

Figure 19a. Les zones-réflexes du système lymphatique sur la plante du pied.

fluide appelé lymphe. Celle-ci a une composition similaire à celle du plasma sanguin et contient les déchets du métabolisme cellulaire qui sont finalement rejetés dans le système veineux. Le système lymphatique a pour principale fonction la défense immunitaire de l'organisme.

Les *ganglions lymphatiques* sont des agrégats de tissu lymphatique situés le long des vaisseaux lymphatiques. Ces nodules sont localisés notamment à l'aine, à l'aisselle, au cou, au thorax et à l'abdomen. C'est dans les ganglions que la lymphe est filtrée et que les substances étrangères et infectieuses sont ingérées par des cellules appelées lymphocytes. Ce mécanisme permet de purifier la lymphe avant que celle-ci retourne au système sanguin *via* les veines sous-clavières droite et gauche qui se trouvent dans le cou. Dans certaines conditions, les ganglions lymphatiques peuvent grossir et augmenter de volume.

Les zones-réflexes des ganglions supérieurs se situent sur le dessus du pied, à la racine des orteils (figure 19b).

La zone-réflexe des ganglions de la poitrine se trouve sur le dessus du pied, dans les zones 2, 3, 4 et 5 de la région thoracique situées au-dessus des os du métatarse (figure 19b).

La zone-réflexe des ganglions de l'aine (ganglions inguinaux) et du bassin se situe sur le dessus du pied, dans les cinq zones, en avant des os de la cheville, mais aussi au-dessous et derrière (figure 19b).

La zone-réflexe des ganglions axillaires (aisselle) se trouve sur le dessus du pied, juste au-dessous de celle de l'épaule, à la base du petit orteil (figure 19b).

La zone-réflexe destinée à stimuler le drainage de la lymphe jusqu'au système veineux dans la région du cou se situe sur les deux pieds, à la fois sur le dessus et sur la

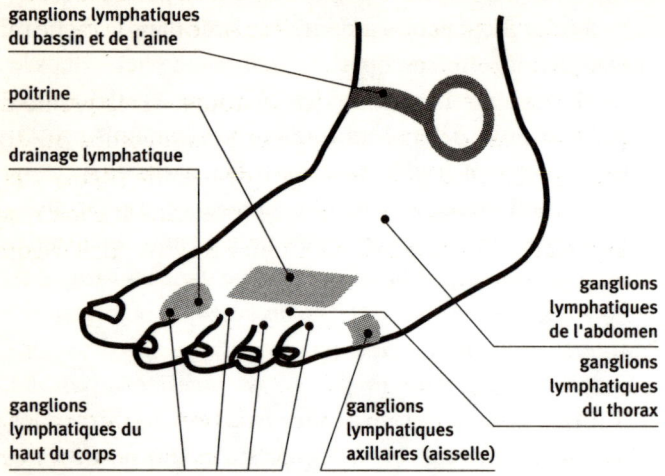

Figure 19b. Les zones-réflexes du système lymphatique sur le dessus du pied gauche.

plante, à la base de la palmure entre le gros orteil et le doigt suivant. Cette zone peut être travaillée par pincements (figure 19b).

Les zones-réflexes situées entre les zones décrites pour des ganglions spécifiques sur le dessus des pieds sont en relation avec les ganglions thoraciques et abdominaux (figure 19b).

La *rate* et le *thymus* font également partie du système lymphatique. La rate agit de façon similaire à un ganglion, en produisant des lymphocytes. Elle décompose également les globules rouges anciens et recycle donc l'hémoglobine. La rate est située sur le côté gauche de l'abdomen, au-dessus de la taille, sur le côté de la pointe du pancréas. Le thymus, quant à lui, est une glande importante avant la puberté, car il joue un rôle essentiel dans le développement du système immunitaire. Chez l'adulte, sa fonction exacte n'est pas véritablement déterminée. Il se situe dans la cavité thoracique, près du cœur.

La zone-réflexe de la rate se trouve sur la plante du pied gauche, dans les zones 4 et 5, au-dessous du diaphragme et au-dessus de la ligne de la taille (figure 19a).

La zone-réflexe du thymus se situe dans la zone 1, sur la plante des deux pieds, sur le mont du gros orteil (figures 19a et 19b).

7. Le système digestif

Le système digestif a pour fonction de décomposer les molécules d'aliments en particules qui pourront être absorbées par le sang et qui seront ensuite utilisées par les différents systèmes et appareils de l'organisme. Toute

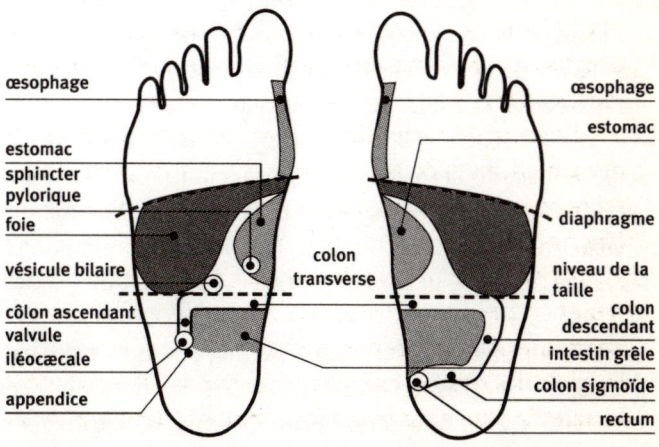

Figure 20. Les zones-réflexes du système digestif sur la plante des pieds droit et gauche.

fraction d'aliment non digérée passe à travers le système digestif pour être expulsée. La nourriture ingérée passe dans la bouche, descend l'œsophage jusqu'à l'estomac, puis va dans l'intestin grêle et le gros intestin. Les résidus sont excrétés par le rectum et l'anus. Le foie, la vésicule biliaire et le pancréas participent également au mécanisme de la digestion.

L'*œsophage* conduit de la bouche à l'estomac. Il s'agit d'un tube musculeux qui agit comme une voie de passage vers les zones plus importantes où interviendra la digestion. La zone-réflexe de l'œsophage se situe sur la plante des deux pieds et va de la palmure entre le gros orteil et le doigt suivant jusqu'à la zone-réflexe de l'estomac, en passant sur la base du gros orteil et le premier os métatarsien (figure 20).

L'*estomac* est une structure qui ressemble à un sac situé dans la partie supérieure de l'abdomen, au-dessus de la ceinture et des deux côtés du corps, la plus grande partie se situant toutefois sur la gauche. C'est dans l'estomac qu'intervient le mélange des aliments et des sucs digestifs, mais aucune absorption importante n'y a lieu. La zone-réflexe de l'estomac se situe sur la plante des deux pieds, au-dessus de la ligne de la taille et au-dessous du niveau du diaphragme. On la trouve principalement dans les zones 1, 2 et 3 sur le pied gauche, et 1 sur le droit (figure 20).

L'*intestin grêle* reçoit les aliments en provenance de l'estomac, *via* le sphincter pylorique qui en contrôle le flux. L'intestin grêle comprend le duodénum, le jéjunum et l'iléon. C'est dans l'intestin grêle que se produisent la décomposition et l'absorption des particules alimentaires. Le processus de digestion est favorisé par les sécrétions du pancréas et de la vésicule biliaire. L'intestin grêle est un tube de six à sept mètres de long, disposé en lacets dans l'abdomen. La zone-réflexe qui y correspond se trouve sur la plante des deux pieds, au-dessous de la ligne de la taille ; elle descend sur les os des tarses dans les zones 1, 2, 3 et 4 (figure 20).

Le *gros intestin*, ou *côlon*, commence par le cæcum et par une importante valve, la valvule iléocæcale, qui régule le passage des aliments de l'iléon au cæcum. Le gros intestin remonte alors sur le côté droit du corps (côlon ascendant), puis tourne au-dessous du foie à peu près au niveau de la taille pour traverser le corps de droite à gauche (côlon transverse) et tourner à nouveau au niveau de la rate pour redescendre (côlon descendant). Il tourne alors vers le milieu du corps (côlon sigmoïde) pour déboucher sur le rectum ; celui-ci, positionné au centre du corps, est fermé par l'anus. L'appendice est situé au niveau de la partie inférieure du cæcum. La fonction principale du gros intestin consiste à absorber l'eau et les sels, de façon à économiser les fluides corporels, et à stocker les matières fécales jusqu'à leur expulsion. Les zones-réflexes des différentes régions du côlon se trouvent sur la plante des deux pieds. Sur le pied droit, elles commencent dans les zones 4 et 5, sur le tarse inférieur, avec celles correspondant à l'appendice et à la valvule iléocæcale. La zone-réflexe du côlon ascendant va de cette dernière zone jusqu'à la ligne de la taille du pied droit : elle est symétrique à celle du côlon descendant, que l'on trouve sur le pied gauche. La zone-réflexe du côlon transverse se trouve sur les dix zones, sur les deux pieds, au niveau de la taille. Celle du côlon sigmoïde suit sur le pied gauche un trajet en S, qui va de la fin de la zone-réflexe du côlon descendant jusqu'au côté interne du pied où se trouve la zone-réflexe du rectum. Il existe une autre zone-réflexe du rectum, qui s'étend depuis cette zone jusqu'à l'arrière de la jambe, en remontant sur une courte distance de chaque côté du tendon d'Achille (figure 20).

Le *foie*, qui est la plus grosse glande de l'organisme, a notamment pour fonctions la désintoxication (transformation de substances toxiques), le stockage d'hydrates de carbone, de protéines, de matières grasses, de vitamines et de sels minéraux, ainsi que la production de bile. Dans le corps, le foie s'étend sur les cinq zones du côté droit et sur une seule du côté gauche, dans la région comprise entre le diaphragme et la taille. Il est logé sous le diaphragme, mais offre une forme triangulaire, car sa marge inférieure se termine en pointe. La zone-réflexe du foie se situe sur le pied droit, dans la région comprise entre le diaphragme et la taille. Elle occupe les cinq zones juste au-dessous du niveau du diaphragme, puis s'effile progressivement pour ne plus occuper que les zones 3, 4 et 5 au-dessus de la taille (figure 20).

La *vésicule biliaire* est située sur le dessous du lobe droit du foie. C'est elle qui stocke la bile sécrétée par le foie. La bile est ensuite libérée dans le canal cholédoque, pour se retrouver dans l'intestin grêle, au niveau du duodénum ; là, elle agit pour favoriser l'absorption de matières grasses et de vitamines liposolubles issues de l'alimentation. La zone-réflexe de la vésicule biliaire se trouve dans la zone 3 du pied droit, juste au-dessous de celle du foie, et donc juste au-dessus du niveau de la taille, sur la plante du pied (figure 20).

Le *pancréas* a déjà été décrit dans la partie de ce chapitre qui concerne le système endocrinien. Il produit diverses enzymes digestives qui se déversent dans le canal de Wirsung ; celui-ci rejoint le canal cholédoque pour déboucher sur l'intestin grêle, au niveau du duodénum. Les enzymes sécrétées par le pancréas ont pour fonction de décomposer les protéines, les hydrates de carbone et les matières grasses en molécules plus petites, ce qui facilite leur absorption par l'intestin grêle. Le pancréas est situé transversalement sur l'arrière, contre la paroi abdominale ; sa tête est placée dans la concavité du duodénum, qui forme un C. La zone-réflexe du pancréas se trouve au-dessous du niveau du diaphragme et au-dessus de celui de la taille, dans les zones 1 et 2 de la plante du pied droit, et dans les zones 1, 2 et 3 de la plante du pied gauche (figure 15).

8. Le système urinaire

Le système urinaire se compose des deux reins, le droit et le gauche, qui sont chacun reliés à la vessie par un conduit appelé uretère. C'est le principal système excréteur de l'organisme.

Les *reins* agissent comme un filtre et permettent de maintenir la composition et le volume des fluides du corps. Chaque rein est constitué d'environ un million d'unités microscopiques appelées néphrons, qui ont pour fonction la formation de l'urine. Les reins sont positionnés sur l'arrière de la paroi abdominale, à peu près au niveau de la taille, dans la zone 3. Le rein gauche est situé légèrement plus haut que le droit. Les zones-réflexes des reins se situent sur la plante des pieds, à peu près au niveau de la taille, dans les zones 2 et 3 ; la zone-réflexe du rein droit se trouve sur le pied droit, celle du rein gauche sur le pied gauche (figure

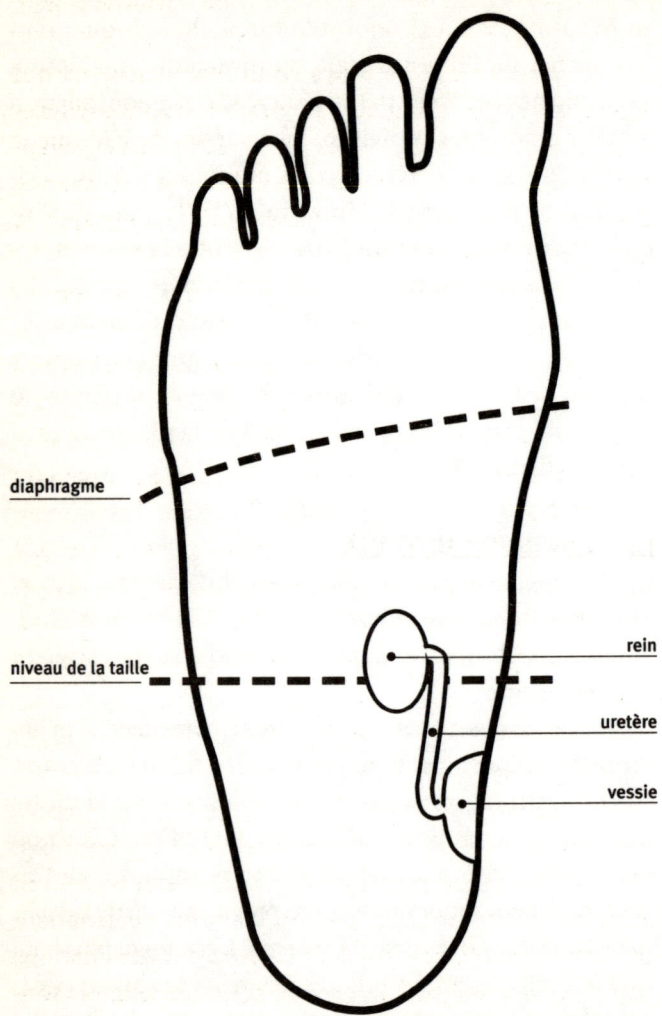

Figure 21. Les zones-réflexes du système urinaire sur la plante du pied droit.

pied droit, celle du rein gauche sur le pied gauche (figure 21).

Les *uretères* sont de longs conduits musculeux qui véhiculent l'urine des reins à la vessie. Les zones-réflexes des uretères se trouvent sur la plante des pieds et relient celles des reins et de la vessie. Elles vont donc de la zone 2 à la zone 1, en descendant transversalement jusqu'à la face interne du pied (figure 21).

La *vessie* est un organe musculaire creux qui a pour fonction d'être le réservoir de l'urine. Celle-ci, formée en permanence par les reins, descend goutte à goutte dans la vessie, qui a la faculté de se distendre. Lorsque la vessie est pleine, le sujet éprouve le besoin d'uriner : il expulse alors l'urine par l'urètre. La vessie est située au milieu du corps, à l'avant, dans la partie inférieure de l'abdomen. La zone-réflexe de la vessie est localisée sur les deux pieds, sur la face interne, légèrement sur le dessus. Elle est très proche de celle du bas de la région lombaire, et on l'identifie parfois par un léger renflement sur le dessus de la face interne du pied (figure 21).

9. La peau

La peau assure plusieurs fonctions. C'est un important système excréteur de l'organisme, mais elle agit aussi comme une barrière contre les infections et intervient dans le contrôle de la température interne. Elle contient de nombreuses glandes, mais également des terminaisons nerveuses qui assurent les cinq sensations cutanées fondamentales : le toucher, la pression, la douleur, le chaud et le froid. Il n'existe pas véritablement de zone-réflexe qui corresponde à la peau. Mais, comme celle-ci recouvre le corps entier, les différentes régions de la peau peuvent se travailler en agissant sur les zones-réflexes qui correspondent aux parties situées sous la peau.

Nous venons donc de voir qu'à chaque partie du corps correspondent une ou plusieurs zones-réflexes dans les pieds. Il est donc possible de traiter ces parties en agissant sur les zones-réflexes, ce qui permet de soulager de très nombreuses affections.

5 ▪ Les affections soignées par la réflexologie

Comme nous l'avons vu, à toutes les parties du corps correspondent différentes zones-réflexes sur les pieds. La réflexologie représente donc un traitement potentiel de presque toutes les affections de l'organisme.

Les thérapies complémentaires, dont le principe commun est de considérer que le corps humain forme un tout, permettent de traiter la plupart des affections. De ce fait, quand on veut essayer ces médecines, on est confronté à un problème de choix. En l'occurrence, le patient doit décider quel traitement lui conviendra le mieux, ce qui dépend par ailleurs des praticiens qu'il peut trouver dans la région où il vit. Ce choix est très personnel. Certaines personnes reculent à la perspective d'avoir des aiguilles plantées dans la peau, comme c'est le cas avec l'acupuncture. D'autres, habituées à la prise de médicaments, apprécient les thérapies telles que l'homéopathie, la phytothérapie ou la thérapie par les vitamines. D'autres encore n'aiment pas qu'on leur touche les pieds.

Dans tous les cas, une fois qu'a été sélectionnée la méthode la plus appropriée, il est essentiel que le traitement s'effectue selon un programme préétabli, comportant des séances régulières. Il n'est pas raisonnable de s'imaginer qu'une thérapie, quelle qu'elle soit, va pouvoir en une seule fois corriger des problèmes qui peuvent exister depuis plusieurs années ou s'être développés sur une longue période.

Nous allons maintenant passer en revue les cas les plus fréquemment traités par les réflexologues. Il convient de rappeler à cet égard que, quelle que soit l'affection, le praticien va effectuer un massage de toutes les zones-réflexes du pied. Ceci étant, il est évident que certaines zones-réflexes revêtiront une importance plus grande pour aboutir à un rééquilibrage de l'organisme ; elles feront donc l'objet d'un massage plus prononcé. En général, toute zone-réflexe s'avérant sensible recevra un massage complémentaire. Une fois qu'il aura traité toutes les zones, le réflexologue reviendra sur ces points sensibles. Dans la plupart des cas, on constate que la région sensible l'est moins à l'issue du traitement qu'en début de séance.

●●●●●●
Le réflexologie soigne la cause des maladies.

La réflexologie permettant d'agir sur l'organisme tout entier par l'intermédiaire des pieds, elle soulage non seulement les symptômes, mais également leurs causes. Pour chaque affection décrite, nous mentionnerons les *zones-réflexes directes (ZRD)*, ainsi que les *zones-réflexes associées (ZRA)*. Les zones-réflexes directes se rapportent aux principaux symptômes qui caractérisent une affection et aux régions du corps qui sont touchées. Les zones-réflexes associées se rapportent aux régions qui peuvent être touchées, mais sans que ce soit nécessaire, ainsi qu'à la cause de l'affection.

1. La tête

Maux de tête et migraines. Ces affections peuvent avoir des origines très diverses : tension, problèmes de cou, congestion des sinus, affections oculaires, allergies d'origine alimentaire ou autre, régime alimentaire déséquilibré. Chez la femme, elles peuvent aussi être imputées aux modifications de nature hormonale qui interviennent à l'occasion du cycle menstruel ou de la ménopause.

ZRD : tête, zones des gros orteils.
ZRA : cou, zone cervicale de la colonne vertébrale, sinus, yeux, plexus solaire, estomac, côlon, intestin grêle, foie, vésicule biliaire, glandes de la reproduction.

Hémorragie cérébrale (attaque). Une hémorragie (caillot de sang) sur un côté de la zone cérébrale du cerveau peut entraîner une paralysie, partielle ou totale, du côté opposé du corps.

ZRD : tête, zone des gros orteils, colonne vertébrale, régions touchées (bras, jambe…).
ZRA : cœur, plexus solaire, glandes surrénales.

Maladie de Parkinson. Elle affecte la partie antérieure de l'encéphale et provoque un mouvement involontaire des muscles, qui entraîne un tremblement caractéristique des mains et un ralentissement de la démarche.

ZRD : tête, zone des gros orteils, régions touchées (bras, jambe…).
ZRA : colonne vertébrale, glandes surrénales, gros intestin.

Sclérose en plaques. Due à une détérioration de la couverture protectrice des nerfs du cerveau et de la moelle épinière, elle peut entraîner des troubles de la vision et de l'élocution, une perte de l'équilibre, un manque de coordination, une faiblesse musculaire avec paralysie, des troubles au niveau du contrôle des fonctions excrétoires.
ZRD : tête, zone des gros orteils, colonne vertébrale, régions touchées (bras, jambe…).
ZRA : glandes surrénales, gros intestin, vessie, yeux.

Sinusite et catarrhe. Congestion dans la région des sinus, provoquée par une sécrétion excessive de mucus. Elle peut entraîner une sinusite en cas d'infection ou d'inflammation. Elle peut aussi être responsable de céphalées (maux de tête).
ZRD : sinus, zone des gros orteils, yeux.
ZRA : valvule iléocæcale, glandes surrénales, lymphatiques supérieurs.

Rhume des foins. Inflammation des membranes muqueuses nasales, provoquée par une allergie au pollen. Elle peut affecter le nez, mais aussi les yeux et la gorge. Le traitement est principalement de nature préventive, ce qui permet d'empêcher ou de diminuer les manifestations.
ZRD : sinus, zone des gros orteils, yeux.
ZRA : valvule iléocæcale, glandes surrénales, poumons (bronches), rate, lymphatiques supérieurs.

Affections oculaires. La réflexologie permet en général une amélioration de la vision. Par ailleurs, elle soulage un certain nombre d'affections : sécheresse oculaire, excès de sécrétion lacrymale, cataracte (diminution de la transparence et opacification du cristallin), glaucome (augmentation de la tension oculaire devant le cristallin, provoquant un durcissement du globe oculaire). Dans le cas d'affections sérieuses, la réflexologie donne de meilleurs résultats si elle est pratiquée dans les premières étapes de développement du désordre.

ZRD : yeux.
ZRA : cou, cervicales, reins, glandes surrénales, lymphatiques supérieurs.

Affections de l'oreille. Les troubles de l'audition qui ont pour origine une lésion nerveuse ou un catarrhe peuvent être soulagés par réflexologie, mais celle-ci est moins efficace si la surdité est due à un dommage structurel de l'oreille ou si un acte chirurgical a été effectué. L'acouphène est une affection qui provoque la perception de bruits d'intensité variable dans l'oreille. On n'en connaît pas la cause avec précision, mais elle peut avoir une relation avec une congestion d'origine catarrheuse, une tension dans la tête, une inflammation ou une infection touchant l'oreille, dont le fonctionnement obéit à un mécanisme délicat. Quelle qu'en soit l'origine, cette affection est extrêmement stressante. La maladie de Menière, qui affecte l'oreille interne, peut entraîner une surdité, des bourdonnements, une perte de l'équilibre, des vertiges et des nausées.

ZRD : oreilles.
ZRA : cou, cervicales, zones des gros orteils (et notamment côté faisant face au doigt suivant), sinus et trompe d'Eustache

(pour la surdité d'origine catarrheuse), plexus solaire, glandes surrénales, lymphatiques supérieurs.

Mal de dents. Il peut, dans certains cas, être soulagé par stimulation des zones-réflexes des dents.

2. Le système osseux et musculaire

Problème de colonne vertébrale (dos). Le traitement par réflexologie ne permettra pas de diagnostiquer la nature exacte du problème, mais il peut soulager dans de nombreux cas, notamment hernie discale, déviation de la colonne vertébrale et raideur dans le dos.

ZRD : colonne vertébrale (région touchée).
ZRA : glandes surrénales, régions desservies par les nerfs de la région affectée de la colonne vertébrale, plexus solaire.

Problèmes de cou.
ZRD : cou, cervicales.
ZRA : rotation du gros orteil permettant de soulager le cou, plexus solaire, surrénales.

Problèmes d'épaule. Ils peuvent se traduire par une épaule gelée, une raideur, des fourmillements depuis l'épaule jusqu'au bras. Ils sont souvent corrélés à des problèmes au niveau du cou.
ZRD : épaule, ceinture scapulaire.
ZRA : cou, cervicales, rotation du gros orteil, bras, plexus solaire.

Inflammation du coude (joueurs de tennis, de golf). La douleur affecte les côtés opposés de l'articulation du coude.

ZRD : coude.
ZRA : épaule, bras, cou, cervicales, genou, massage du genou directement (en tant que région du corps en relation avec une autre, voir page 64), glandes surrénales.

Problèmes dans le bas du dos.
ZRD : lombaires et sacrées, coccyx.
ZRA : articulation sacro-iliaque, muscles de la région pelvienne, régions sciatiques, glandes surrénales, plexus solaire.

Problèmes de hanche.
ZRD : hanches.
ZRA : bas de la colonne vertébrale, articulation sacro-iliaque, muscles de la région pelvienne, régions sciatiques, glandes surrénales, plexus solaire.

Sciatique. Elle se traduit par une douleur le long du nerf sciatique, dans sa totalité ou sur une portion. Le nerf peut être affecté par une inflammation, une pression au niveau de la colonne vertébrale d'où il émerge ou provoquée par un alignement défectueux du bassin, une mauvaise position pouvant être la conséquence d'une arthrose de la hanche, du gonflement d'un organe de l'abdomen, d'une grossesse, d'une obésité.
ZRD : régions sciatiques.
ZRA : bas de la colonne vertébrale, articulation sacro-iliaque, hanche, muscles de la région pelvienne, organes abdominaux, plexus solaire.

Arthrose et rhumatismes. L'arthrose provoque une douleur et une inflammation des articulations. Le terme de rhumatismes regroupe un certain nombre d'affections

qui peuvent entraîner une douleur, une raideur et un gonflement des muscles et des articulations. Les deux termes impliquent un certain nombre de désordres plus spécifiques. Ces affections ayant tendance à agir soit sur l'organisme tout entier, soit sur des régions particulières, un bon traitement général est recommandé.
ZRD : articulations et muscles directement touchés, massage direct des zones en relation.
ZRA : hypophyse, glandes parathyroïdes, surrénales, reins, plexus solaire.

Goutte. Cette forme d'arthrose affecte en priorité l'articulation du gros orteil : celui-ci devient brillant, gonflé et très douloureux. La goutte peut également toucher les poignets, les chevilles et les pouces. Elle est provoquée par un excès d'acide urique dans le sang.
ZRD : articulation touchée, par l'intermédiaire de la zone en relation.
ZRA : plexus solaire, reins, glandes surrénales.

3. Le système endocrinien

Troubles de l'hypophyse. Sauf quand l'hypophyse est directement atteinte (dans le cas d'une tumeur, par exemple), la zone-réflexe de cette glande est importante pour traiter une affection qui touche les autres glandes endocrines. Elle est également intéressante pour traiter les fièvres et les syncopes, ainsi que certains troubles rénaux.

Troubles de la glande thyroïde. L'hyperactivité de cette

glande (hyperthyroïdie) peut se traduire par une agitation, une nervosité, une irritabilité, une fatigue, une perte de poids sans perte d'appétit. Dans les cas les plus sévères, elle peut conduire à une exophtalmie (saillie des yeux). Un fonctionnement insuffisant (hypothyroïdie) entraîne un ralentissement général du métabolisme, avec éventuellement des symptômes tels qu'une prise de poids, une léthargie, un halètement, une faiblesse et une fatigue. Le goitre est un gonflement de la glande thyroïde.
ZRD : *glande thyroïde.*
ZRA : *hypophyse, glandes de la reproduction.*

Troubles de la glande parathyroïde. Dans la mesure où l'hormone produite par cette glande intervient dans la régulation du taux de calcium dans le sang, la zone-réflexe sera importante pour traiter les affections dans lesquelles ce taux est déficient, ce qui permettra d'obtenir un effet positif sur les fonctions nerveuses et musculaires. Elle permettra également de soulager les crampes, les problèmes d'arthrose et, dans certains cas, les calculs urinaires et biliaires.

Troubles des glandes surrénales. Les hormones produites par les glandes surrénales ayant de nombreuses fonctions, les zones-réflexes de ces glandes seront importantes à solliciter dans le cas d'affections touchant les hormones, comme les désordres du métabolisme des lipides, des protides et des glucides, le déséquilibre en sel et en eau, les problèmes rénaux, les troubles de la pression artérielle, les problèmes d'hormones sexuelles, ainsi qu'en cas de stress, d'inflammation, de manque de tonus musculaire et d'allergies.

Troubles du pancréas. L'affection principale touchant le pancréas est le diabète : une production insuffisante d'insuline entraîne une augmentation du taux de glucose dans le sang. Cette maladie provoque des perturbations dans le métabolisme des glucides, mais peut aussi entraîner des changements structurels au niveau des reins, des yeux, des vaisseaux sanguins et des nerfs. L'hypoglycémie représente l'affection inverse : le taux de glucose sanguin devient insuffisant.
ZRD : *pancréas.*
ZRA : *glandes surrénales, hypophyse, reins, foie, yeux, lymphatiques.*

> **Mise en garde :** le traitement d'un diabète par réflexologie doit faire l'objet d'une très grande circonspection, car il risque d'entraîner une modification de la production d'insuline par le pancréas.

Troubles des glandes de la reproduction.
Glandes de l'appareil reproducteur féminin. Nombreuses sont les femmes qui souffrent de problèmes touchant au cycle menstruel, à la stérilité ou à la ménopause. Les troubles prémenstruels, les douleurs au moment de l'ovulation, l'irrégularité des règles, ainsi qu'un certain nombre d'autres manifestations peuvent souvent être soulagés par la réflexologie. Le traitement des problèmes concernant les glandes de la reproduction de la femme exige un soin particulier. Par ailleurs, il n'est pas rare de constater le déclenchement d'irrégularités dans le cycle menstruel, ce qui indique que l'organisme se rééquilibre.

ZRD : *ovaires, trompes de Fallope, utérus.*
ZRA : *hypophyse, glande thyroïde, glandes surrénales, lymphatiques.*

> **Mise en garde :** des précautions particulières sont nécessaires lorsqu'il s'agit de traiter une femme enceinte, tout particulièrement dans les trois premiers mois de grossesse d'une primipare ou d'une personne ayant fait une fausse couche.

Glandes de l'appareil reproducteur masculin. Les problèmes les plus courants sont l'infertilité et les troubles de la prostate ; ces derniers sont fort courants passé un certain âge.
ZRD : *testicules, canaux déférents, prostate.*
ZRA : *hypophyse, glande thyroïde, glandes surrénales, lymphatiques, vessie, uretères et reins (dans le cas de problèmes de prostate).*

4. L'appareil respiratoire

Asthme. L'asthme provoque une gêne respiratoire à l'expiration, ainsi que des accès de toux et une respiration bruyante. Il peut être provoqué par une allergie, par la tension ou encore par le stress.
ZRD : *poumons, bronches.*
ZRA : *plexus solaire, parties cervicale et thoracique de la colonne vertébrale, glandes surrénales, valvule iléocæcale, hypophyse, glandes thyroïdes et de la reproduction, cœur.*

Bronchite. Cette affection, qui occasionne des difficultés respiratoires, est provoquée par une inflammation de la paroi des bronches (conduits desservant les poumons). On constate en général une toux persistante.

ZRD : *poumons, bronches.*
ZRA : *plexus solaire, lymphatiques, valvule iléocæcale, glandes surrénales.*

Emphysème. Cette affection provoque une perte de l'élasticité des tissus pulmonaires, qui empêche un « rebondissement » de ces tissus à l'expiration. Il s'ensuit des difficultés respiratoires. D'autres symptômes existent, parmi lesquels un manque d'ampleur de la respiration et une toux.

ZRD : *poumons, bronches.*
ZRA : *plexus solaire, glandes surrénales, valvule iléocæcale.*

5. Le cœur et l'appareil circulatoire

> **Mise en garde :** toutes les affections cardiaques doivent faire l'objet de très grandes précautions, pour éviter que le cœur ne soit stimulé à l'excès par le traitement.

Angine de poitrine. L'angine de poitrine provoque une raréfaction de l'afflux sanguin vers le cœur, ce qui peut entraîner une douleur brève et aiguë dans la région thoracique. Cette douleur peut aussi s'étendre vers l'épaule, et parfois dans le bras gauche. Les symptômes de l'angine de poitrine sont très similaires à ceux de la crise cardiaque, mais ils sont moins graves.

ZRD : cœur.

ZRA : plexus solaire, glandes surrénales, épaule et bras (s'il existe une douleur dans ces régions).

Hypertension. La tension artérielle correspond à la pression exercée par le sang sur les parois des vaisseaux ; quand elle augmente, elle entraîne une augmentation de la pression sur le cœur et les vaisseaux sanguins. L'hypertension a de très nombreuses causes, comme le stress, un régime alimentaire inapproprié, un déséquilibre glandulaire ou une déficience des fonctions excrétrices. Les symptômes en sont notamment des céphalées (maux de tête), des vertiges, des bourdonnements d'oreille et des douleurs thoraciques.

ZRD : cœur.

ZRA : plexus solaire, glandes surrénales, reins, zones des gros orteils.

Problèmes circulatoires. Un massage général de toutes les zones-réflexes du pied permet d'améliorer progressivement la circulation sanguine dans toutes les parties du corps. Il permet également de soulager les engelures des mains et des pieds. Toutefois, il est difficile de faire disparaître les varices, même si le traitement empêche en principe l'aggravation de l'affection et la formation ultérieure de varices sur d'autres veines.

ZRD : cœur, massage direct des zones en relation.

ZRA : intestin grêle, côlon, foie.

> **Mise en garde :** normalement, on ne doit pas traiter par réflexologie une thrombose ou une phlébite.

6. Le système lymphatique

Le système lymphatique permet de lutter contre les infections. Les zones-réflexes des lymphatiques sont donc importantes à chaque fois que l'on se trouve face à une infection. C'est tout particulièrement le cas des zones-réflexes des ganglions lymphatiques associés à la zone affectée. On n'oubliera pas de travailler sur la zone-réflexe de la rate, organe qui fait partie du système lymphatique.

Infections de l'oreille. La sollicitation des zones-réflexes de l'oreille et des zones associées peut être efficace sur les personnes qui souffrent fréquemment ou occasionnellement d'infections de l'oreille. Un traitement prolongé permet, par ailleurs, de contribuer à diminuer la fréquence des affections. Les sujets qui présentent des infections fréquentes de l'oreille souffrent souvent de catarrhes et de problèmes de sinus ; en conséquence, les zones-réflexes correspondantes peuvent elles aussi se révéler importantes.

ZRD : oreille.
ZRA : ganglions lymphatiques supérieurs, trompe d'Eustache, sinus.

Infections de la gorge. Les infections de la gorge peuvent être soulagées et prévenues, qu'elles soient fré-

quentes ou occasionnelles, tout comme les infections de l'oreille.
ZRD : gorge.
ZRA : ganglions lymphatiques supérieurs, trompe d'Eustache, sinus.

Fatigue chronique (syndrome de fatigue post-viral). Elle fait suite à une infection virale et peut entraîner une extrême fatigue, une faiblesse musculaire, un état dépressif et des troubles digestifs.
ZRD : lymphatiques, rate.
ZRA : plexus solaire, glandes surrénales, tête/cerveau, estomac, intestin grêle, côlon.

Zona. Cette maladie, due à un virus similaire à celui de la varicelle, affecte les nerfs périphériques dont il provoque l'inflammation, ce qui entraîne de fortes douleurs dans certaines régions. Les sites les plus couramment affectés sont la zone thoracique et le visage, y compris les yeux (zona ophtalmique). Le zona se manifeste par l'apparition de vésicules sur la peau, qui se développent le long du parcours du nerf affecté. La douleur peut persister dans la région touchée, longtemps après la disparition des vésicules.
ZRD : zone-réflexe correspondant à la région affectée.
ZRA : lymphatiques, rate, plexus solaire.

Grosseurs au sein. Souvent provoquées par l'obstruction des ganglions lymphatiques, elles ne sont pas nécessairement de nature maligne.
ZRD : poitrine.

ZRA : hypophyse, lymphatiques, muscles de la poitrine et du bras (à la suite de l'ablation d'un sein).

7. Le système digestif

Brûlures d'estomac. Elles provoquent une forte sensation de brûlure, due à la contraction douloureuse des muscles de l'œsophage lorsque les acides contenus dans l'estomac refluent dans celui-ci.
ZRD : œsophage, région de la poitrine.
ZRA : estomac, plexus solaire, glandes surrénales.

Dyspepsie (indigestion). Elle peut être causée par un état de nervosité, un stress ou encore l'ingestion d'aliments inappropriés.
ZRD : estomac.
ZRA : plexus solaire, diaphragme.

Hernie hiatale. La hernie désigne la saillie d'un organe par un orifice situé dans les structures environnantes. La hernie hiatale est la saillie d'une partie de l'estomac à travers l'orifice du diaphragme destiné à l'œsophage. Elle peut provoquer une douleur, ainsi que des troubles digestifs et, parfois, des difficultés à avaler.
ZRD : estomac.
ZRA : diaphragme, œsophage, plexus solaire, glandes surrénales.

Ulcère. L'ulcère est une plaie ouverte d'un revêtement de l'organisme. Les sites les plus courants sont l'estomac (ulcère gastrique) et l'intestin grêle (ulcère duo-

dénal). Cette affection peut être due à un régime alimentaire inapproprié ou au stress.
ZRD : estomac (ulcère gastrique), duodénum (ulcère duodénal).
ZRA : plexus solaire, diaphragme, glandes surrénales.

Constipation. La constipation entraîne une irrégularité des selles et une sensation d'inconfort. Si elle est persistante, elle constitue parfois le signe avant-coureur d'autres troubles qui peuvent concerner les sinus, le cœur, des varices ou des ulcérations sur la jambe ; il est donc important de rétablir un transit intestinal correct. Souvent, une modification du régime alimentaire permet un retour à la normale, mais la réflexologie peut aider à améliorer les mouvements musculaires du côlon.
ZRD : côlon (particulièrement le côlon sigmoïde, ainsi que les pliures du gros intestin, au niveau du foie et de la rate), valvule iléocæcale.
ZRA : intestin grêle, foie, vésicule biliaire, plexus solaire, glandes surrénales, bas de la colonne vertébrale.

Flatulences (gaz intestinaux). Les voies digestives peuvent se distendre du fait de la présence de gaz. Ceux-ci s'échappent, soit vers le haut s'ils sont dans l'estomac, soit vers le bas s'ils sont dans le côlon. Les flatulences peuvent être favorisées par des aliments inappropriés, ainsi que par le stress, particulièrement au moment de l'ingestion de nourriture.
ZRD : estomac, côlon, valvule iléocæcale.
ZRA : plexus solaire, diaphragme, foie, vésicule biliaire, intestin grêle.

Colite. Cette inflammation du côlon peut provoquer des douleurs abdominales, ainsi qu'une constipation ou des diarrhées. Le terme peut également désigner un syndrome d'irritation intestinale.
ZRD : côlon.
ZRA : intestin grêle, plexus solaire, glandes surrénales.

Hémorroïdes. Les hémorroïdes, qui sont des veines variqueuses situées dans la région rectale, peuvent être dues à une constipation persistante.
ZRD : rectum.
ZRA : côlon (particulièrement le côlon sigmoïde), plexus solaire, glandes surrénales.

Hépatite. L'hépatite est une inflammation du foie provoquée par une infection virale. Elle entraîne souvent une jaunisse.
ZRD : foie.
ZRA : lymphatiques, rate, vésicule biliaire, reins, hypophyse.

Calculs biliaires. Les calculs biliaires, qui sont très douloureux, consistent principalement en cholestérol et en pigments biliaires qui s'accumulent dans la vésicule. Pour peu que les calculs n'aient pas une taille trop importante, il est possible de les expulser, par le canal cholédoque, vers l'intestin grêle ; ils seront ensuite évacués de l'organisme.
ZRD : vésicule biliaire.
ZRA : canal cholédoque, foie, plexus solaire, glandes surrénales.

Allergies. Une allergie à certains aliments se traduit par une hypersensibilité des voies digestives à certaines substances. Un traitement réflexologique peut contribuer à atténuer cette sensiblité excessive, ainsi que la réaction allergique.

ZRD : voies digestives.
ZRA : glandes surrénales, hypophyse, rate.

8. Le système urinaire

Troubles rénaux. En cas d'infection des néphrons (qui sont responsables de la fonction de filtre des reins), on se trouve en présence d'une néphrite, qui se caractérise par la présence de protéines dans les urines. Des calculs peuvent également se former au niveau du rein. S'ils sont de petite taille, ils peuvent être évacués par miction, sans que le sujet s'en aperçoive. Si, en revanche, ils sont trop importants, ils peuvent se bloquer dans le col du rein ou l'uretère, provoquant ainsi de très vives douleurs. La réflexologie permet parfois de favoriser l'évacuation des calculs. Des variations dans les quantités d'urine émises, dans leur couleur ou leur odeur peuvent, par ailleurs, indiquer des troubles rénaux. Toutefois, il est normal que, en fonction des aliments et des liquides ingérés, les mictions ne représentent pas toujours le même volume.

ZRD : reins, uretères, vessie.
ZRA : lymphatiques (en cas d'infection), glandes surrénales, hypophyse, plexus solaire.

Troubles de la vessie. Une infection ou une inflammation de la vessie provoque une sensation de brûlure au moment de la miction : on a alors affaire à une cystite. L'incontinence urinaire, quant à elle, est provoquée par une faiblesse des muscles de la vessie, mais des facteurs nerveux peuvent également être en cause. Par ailleurs, la vessie est affectée, chez l'homme par l'augmentation du volume de la prostate, chez la femme par une grossesse.

ZRD : vessie, uretères, reins.

ZRA : lymphatiques (en cas d'infection), glandes surrénales, hypophyse, prostate.

9. La peau

Troubles dermatologiques. Les différentes affections de la peau peuvent souvent être soulagées par la réflexologie. C'est notamment le cas pour les problèmes d'eczéma, de psoriasis, de dermatite, ainsi que de diverses éruptions cutanées. Certains troubles dermatologiques sont la conséquence d'une allergie à une substance spécifique. Par ailleurs, une modification du régime alimentaire s'avère souvent opportune. Le stress et la tension nerveuse constituent également des facteurs déclenchants.

ZRD : zone-réflexe correspondant à la partie du corps soumise à une affection dermatologique.

ZRA : reins, glandes surrénales, glande thyroïde, hypophyse, plexus solaire, intestin grêle, côlon, lymphatiques (en cas d'infection).

Nous venons de voir que la réflexologie permet de soulager un très grand nombre d'affections de toute nature. Dans le cas d'affections particulièrement sérieuses et complexes, un traitement réflexologique administré par un praticien expérimenté contribue à la guérison.

Nous n'avons pas mentionné ici le traitement des cancers, mais la réflexologie s'avère utile dans ces cas également. Même si elle n'entraîne pas un rétablissement complet du sujet, elle provoque un rééquilibrage général de l'organisme, qui renforce celui-ci et lui permet donc d'être plus à même de lutter. La relaxation apportée par le traitement aide le patient, aux niveaux tant physique que mental, et contribue à soulager la douleur. De même, un traitement réflexologique peut s'avérer utile pour les malades du sida.

Dans les cas de troubles du comportement alimentaire (boulimie, anorexie…), le rééquilibrage général et la détente apportés par la réflexologie contribuent à un rétablissement du sujet.

Il existe, bien sûr, beaucoup d'autres affections qui, bien que non mentionnées ici, peuvent être soulagées ou même enrayées par des programmes de traitement similaires.

6. Témoignages

Si vous envisagez un traitement par réflexologie, sans doute vous sera-t-il utile, après avoir découvert que de très nombreuses affections peuvent être soulagées, de constater l'efficacité de la réflexologie au travers de témoignages. Les cas présentés ici proviennent de comptes rendus de traitements administrés soit par l'auteur, soit par les étudiants qui suivaient son enseignement. Comme dans les précédents chapitres, ces exemples sont classés selon les différents systèmes et appareils concernés, en fonction des symptômes les plus préoccupants qui ont amené un patient à envisager un traitement par réflexologie. Dans de nombreuses situations décrites ici, les sujets présentaient des symptômes annexes, qui furent également atténués ou supprimés. En effet, même si la réflexologie considère l'organisme comme un tout, la prise en compte des différents désordres qui affectent les appareils et les systèmes fonctionnels s'avère utile.

1. La tête

Migraines. Le traitement de la migraine par réflexologie peut être illustré par de très nombreux exemples de réussite. Il semble, en effet, que les maux de tête et les migraines soient tout particulièrement soulagés par la réflexologie. Ce résultat provient probablement de l'effet relaxant du traitement.

Une femme de 46 ans souffrait de migraines depuis une quinzaine d'années. À l'origine, ces migraines survenaient une dizaine de jours avant les règles, mais leur fréquence augmenta ensuite progressivement. En général, la douleur affectait le côté gauche de la tête et s'accompagnait de nausées. Le médecin avait indiqué à sa patiente qu'elle présentait un déséquilibre hormonal persistant, depuis la naissance de son deuxième enfant. Le sujet souffrait également de troubles des sinus. À la première séance de réflexologie, ses pieds étaient assez contractés et de nombreuses zones-réflexes étaient sensibles : c'était notamment le cas des réflexes de l'hypophyse, du cou, des sinus, des yeux, des épaules, du bas de la colonne vertébrale, de la thyroïde, du foie, de la vessie, des reins, des glandes surrénales, des ovaires, de l'utérus et du plexus solaire. Au fil des séances, les zones-réflexes devinrent moins sensibles ; toutefois, les zones correspondant à la tête, au cou, aux sinus, aux yeux et au plexus solaire présentaient toujours une certaine sensibilité. La patiente constata que la fréquence de ses migraines diminuait et, au bout de huit séances, celles-ci ne se manifestaient plus que lorsqu'elle était soumise à un stress particulièrement puissant. Elles étaient aussi moins violentes et se dissipaient plus rapidement. Le sujet, qui travaillait à mi-temps, avait une vie aussi très occupée par les sollicitations de sa propre famille et de parents âgés ; on lui recommanda donc de continuer le traitement à intervalles de six semaines, pour améliorer l'équilibre de son corps. Ce programme réflexologique s'avéra très efficace. Les migraines ne se manifestèrent plus que lorsque cette femme malmenait trop son organisme en lui en demandant trop : elles constituaient en quelque sorte un signal indiquant qu'il fallait ralentir le rythme. En règle générale, la patiente était moins contractée et plus en forme ; elle avait également plus conscience des moments où elle devenait crispée. Elle était donc en mesure de reconnaître les avertissements émis par son organisme et de faire en sorte que les migraines ne se déclenchent pas.

* * *

Une femme de 36 ans était sujette à des migraines depuis vingt ans. À une époque, celles-ci se manifestaient une fois par semaine, mais elles ne se déclenchaient plus régulièrement lorsqu'elle envisagea un traitement réflexologique. Les crises les plus violentes pouvaient durer quatre jours. Plusieurs aliments avaient été supprimés, au cas où ils auraient favorisé les migraines. Lors de la première séance, les pieds n'étaient pas particulièrement sensibles ; il fut constaté une légère réaction dans les zones-réflexes de l'hypophyse, de la tête, des yeux, de la colonne vertébrale, des reins, des glandes surrénales, des hanches et des genoux. Au cours de la semaine qui suivit le traitement, le sujet eut une indigestion et présenta les symptômes d'un rhume ; ces deux manifestations représentaient peut-être les signes d'une crise occasionnée par l'amélioration due au traitement. À la séance suivante, une semaine plus tard, il fut décelé une sensibilité sur un plus grand nombre de zones-réflexes, puisqu'elle affectait également celles du foie, de la vésicule biliaire et des voies digestives. Au bout de huit séances, le sujet ne souffrait plus de migraines ; en de rares occasions, elle avait eu l'impression qu'allait se déclencher une crise, mais celle-ci ne survenait pas. Certaines zones-réflexes des pieds étaient toujours sensibles, mais, d'une manière générale, l'organisme était plus équilibré.

Attaque

Une dame de 70 ans avait été victime, quatre ans plus tôt, d'une attaque qui avait provoqué une hémiplégie (paralysie d'un côté). Elle portait une gouttière sur la jambe gauche et ne pouvait plus écarter le bras gauche du corps. De nombreuses zones-réflexes s'avérèrent sensibles : celles de l'hypophyse, de la tête, de la face, de la colonne vertébrale, des oreilles, de l'estomac, du côlon, de la rate, des reins, des glandes surrénales, du nerf sciatique. Quand ces zones furent massées sur le pied gauche, qui était paralysé, on constata que le sujet réagissait par une secousse. À la deuxième séance, d'autres zones-réflexes s'avérèrent sensibles : celles de l'épaule, du bras et du cou. Au fil du traitement, la jambe retrouva un certain niveau de sensibilité. Au bout de quinze séances, la patiente était capable d'éloigner légèrement le bras gauche du corps, sans aide extérieure. Le traitement se poursuivit pendant un certain temps, et le sujet fut en mesure de marcher un peu mieux ; parallèlement, le bras acquit nettement plus d'autonomie.

Maladie de Parkinson

On avait détecté chez une dame septuagénaire une maladie de Parkinson, un an avant qu'elle commence un traitement réflexologique ; mais sans doute l'affection avait-elle touché le sujet bien avant. La maladie se manifesta d'abord par des tremblements dans la jambe droite, puis se développa et occasionna des tremblements dans les mains, une rigidité des muscles et un ralentissement de la motricité. Le matin, la marche était très raide, et la malade éprouvait une grande douleur dans le corps, qui se dissipait légèrement à mesure que la journée avançait. Elle avait toujours été en bonne santé avant le déclenchement de cette maladie. Lors de la première séance, les pieds se montrèrent très sensibles au massage, ce qui exigea un traitement extrêmement attentif. La plupart des zones-réflexes étaient sensibles, les pieds et les chevilles étaient raides. Le mari de la patiente avait fort envie d'apprendre à administrer lui-même le traitement, afin de pouvoir soulager sa femme, et avait conscience qu'il faudrait de nombreuses séances avant que les résultats ne soient manifestes. Le couple résidant à une cer-

taine distance, les séances, au nombre de neuf, se déroulèrent tous les quinze jours ; entre deux séances, le mari traitait lui-même son épouse. Au bout de ces neuf séances, la maladie n'avait pas disparu, mais la patiente se sentait nettement mieux et était capable de faire plus de choses dans la journée. Sa fille, qui vivait à l'étranger, n'avait pas revu sa mère depuis plusieurs mois ; elle trouva qu'elle présentait un visage plus rayonnant et qu'elle utilisait plus facilement ses membres. Dans le cas présent, même malgré la persistance de la maladie, on a constaté une amélioration de l'état de santé, et le mari continue à administrer régulièrement un traitement à son épouse.

Sclérose en plaques
Une dame souffrait de sclérose en plaques depuis huit ans. Elle souffrait d'une immobilité du bras droit, de gonflements abdominaux accompagnés d'incontinence, d'un prolapsus du rectum, d'une difficulté à avaler et d'un poids excessif. Au bout de deux séances, l'abdomen était moins important, et le sujet contrôlait ses mictions. Au fil du temps, son organisme devint plus équilibré, et les symptômes diminuèrent d'intensité. Constatant les bénéfices qu'apportait la réflexologie, la patiente poursuivit le traitement, à intervalles réguliers, pendant environ un an.

Sinusite
Une femme d'une trentaine d'années souffrait d'une sinusite depuis un an. C'est le matin qu'elle se sentait le plus mal : elle avait le nez bouché, les yeux larmoyants et des maux de tête. Si elle se mouchait, elle avait des saignements de nez. Elle était également exposée à des infections de l'oreille et avait, dans le passé, présenté des troubles des bronches. Lors de la première séance, les pieds s'avérèrent très sensibles, notamment au niveau

des zones-réflexes correspondant à la tête, à la face, au cou, aux sinus, aux trompes d'Eustache, aux yeux, au foie, à l'intestin grêle, au côlon, à la valvule iléocæcale, aux reins, aux glandes surrénales, au plexus solaire, au cœur, aux ovaires et à l'utérus. À la fin de la séance, la patiente, très relaxée, sentait qu'elle avait les sinus plus dégagés. À la séance suivante, elle indiqua qu'elle s'était sentie fatiguée après le traitement et que, dans la semaine, elle avait eu moins de problèmes de sinus. L'intervention d'un réflexologue se poursuivit pendant six semaines. Au cours de cette période, la jeune femme se sentait beaucoup mieux dans sa peau et disposait d'un surcroît d'énergie. Au moment de ses règles, elle n'avait pas éprouvé la douleur qu'elle ressentait les deux premiers jours habituellement ; la menstruation était aussi plus régulière, avec un cycle de quatre semaines, au lieu de six ou même plus. La patiente précisa aussi qu'elle dormait mieux, avait perdu du poids et était capable de se concentrer pendant des périodes plus longues. Au bout de six séances, les zones-réflexes du pied étaient nettement moins sensibles ; toutefois, elle ressentait encore une légère impression de « granuleux » dans les zones des sinus.

Affections de l'œil
Une dame sexagénaire souffrait de sécheresse oculaire depuis deux ans, à la suite d'une conjonctivite grave ; elle devait donc recourir à des gouttes. À la première séance, il fut constaté une sensibilité de certaines zones-réflexes : celles correspondant à l'hypophyse, au cou, à la colonne vertébrale, aux épaules, aux yeux, aux sinus, aux reins et aux glandes surrénales. Lors de la deuxième séance, la patiente indiqua que, depuis la précédente, elle n'avait pas eu besoin de ses gouttes oculaires et que les sécrétions lacrymales s'étaient redéclenchées, à son grand étonnement et à sa grande joie. Le traitement se poursuivit pen-

dant sept semaines : pendant cette période, le sujet ne connut plus de problèmes d'yeux, et son état de santé général s'améliora également.

* * *

Une dame traitée pour un problème au pied constata que non seulement elle était soulagée de cette affection, mais que, de surcroît, sa vision s'était améliorée au point qu'elle n'avait besoin de ses lunettes qu'en de rares occasions.

Affections de l'oreille

Un homme souffrait d'acouphène (perception de bruits anormaux) depuis plusieurs années, ainsi que d'une surdité de l'oreille droite. La première séance révéla une sensibilité d'un certain nombre de zones-réflexes : hypophyse, cou, oreilles, trompes d'Eustache, sinus, poumons, colonne vertébrale, reins et glandes surrénales. À la deuxième séance, le patient indiqua qu'il avait beaucoup toussé pendant la semaine précédente, ce qui lui avait permis d'expulser du mucus en abondance, mais qu'il n'avait constaté aucun changement au niveau des oreilles. Au cours de ce deuxième traitement, alors que les pieds présentaient encore des zones sensibles, les pulsations augmentèrent dans les oreilles. À la troisième visite, le sujet précisa qu'il s'était senti nettement mieux, mais que la toux persistait. Au bout de neuf séances, les bruits avaient disparu, ainsi que la toux. Il apparut alors que les bruits perçus pouvaient avoir une relation avec un encombrement des sinus et des poumons, dont le dégagement avait permis de soulager les troubles de l'oreille. L'audition ne s'était pas améliorée, car la surdité avait été provoquée par une lésion.

* * *

Une quinquagénaire, qui souffrait elle aussi d'acouphène,

constata qu'un traitement réflexologique régulier avait maîtrisé les bruits dans l'oreille et favorisait la relaxation, notamment en réduisant la tension qu'elle ressentait généralement dans la tête et le cou.

2. Le système osseux et musculaire

Problèmes de colonne vertébrale. De très nombreuses personnes souffrent, à une période ou une autre de leur vie, de problèmes de dos. La réflexologie se montre très efficace pour les soulager.

Un quinquagénaire, qui connaissait ces problèmes depuis plusieurs années, décida d'essayer un traitement. Il éprouvait en général une douleur du côté droit, dans le milieu du dos ; mais elle pouvait aussi affecter le bas du dos, le fessier et la jambe. Lors de la première séance, le patient avait tellement mal et avait de telles contractions musculaires qu'il n'était pas capable de se tenir droit. Le traitement porta principalement sur les zones-réflexes de la colonne vertébrale, des hanches, des articulations sacro-iliaques et des glandes surrénales. À l'issue de la séance, le sujet put se relever correctement et marcher sans éprouver de douleur. Au cours du traitement, qui dura huit semaines, les problèmes de dos ne se manifestèrent plus. Le patient poursuivit le traitement de façon occasionnelle, lorsqu'il avait l'impression que la douleur revenait : à chaque fois, il suffisait d'une ou deux séances pour éliminer le problème.

Rhumatismes musculaires dans le cou
Une femme d'une quarantaine d'années souffrait de rhumatismes musculaires dans le cou depuis cinq ans ; c'était principalement le côté droit qui était touché. L'affection provoquait

une douleur dans l'omoplate, l'épaule et parfois aussi le bras droit. Au début de la première séance, certaines zones-réflexes étaient extrêmement sensibles : tête, cou, épaule, ceinture scapulaire, bras, cervicales et plexus solaire. Un mouvement de rotation des articulations du gros orteil révéla qu'elles étaient très raides. Huit jours plus tard, la patiente indiqua que la douleur s'était considérablement atténuée et qu'elle ressentait beaucoup plus de liberté de mouvement au niveau du cou. Au bout de quatre séances, la douleur avait disparu, si l'on excepte un léger inconfort ressenti une fois par cette personne au volant d'une voiture. Il lui fut recommandé de faire des exercices, pour que la région du cou soit le plus détendue possible.

Épicondylite

Une sportive internationale avait développé une épicondylite qui provoquait une forte douleur quand elle jouait au squash ou au tennis. Il était absolument indispensable que cette affection soit traitée rapidement, car le sujet pratiquait ces deux sports au niveau professionnel. Les zones-réflexes des pieds n'étaient pas particulièrement sensibles, car la patiente était en très bonne forme physique, indépendamment de cette affection du coude et de légers problèmes au genou et dans le bas du dos. Les zones sensibles correspondaient au cou, à l'épaule, au bras, au genou, à la colonne vertébrale, au plexus solaire, aux reins et aux glandes surrénales. La douleur s'était dissipée en une séance ; au bout de quatre, cette sportive pouvait bouger normalement le bras et le coude. Elle fut si impressionnée par le traitement qu'elle continua des séances à intervalles réguliers d'un mois, afin de prévenir des lésions ultérieures aux articulations et de soulager les problèmes de genou et de dos qui s'étaient aggravés, mais qui réagissaient bien au traitement.

Sciatique

Un homme d'une quarantaine d'années cherchait à soulager un problème de dos qui l'avait empêché de travailler pendant trois mois. Celui-ci était survenu quand il avait soulevé un poids trop important : l'effort avait provoqué une douleur dans le bas du dos et une sciatique qui, descendant sur la fesse et le genou, affectait jusqu'à l'arrière de la jambe. Au début de la première séance, les pieds étaient extrêmement raides, et de nombreuses zones-réflexes étaient sensibles : hypophyse, cou, sinus, plexus solaire, reins, glandes surrénales, bas du dos, régions sciatiques, hanches, articulations sacro-iliaques et muscles fessiers. À l'issue de la troisième séance, le patient indiqua qu'il avait réduit sa consommation d'analgésiques, dont il put se passer totalement après la quatrième séance. Au bout de huit traitements, il se sentit suffisamment bien pour reprendre son activité professionnelle, sous condition toutefois qu'il évite les charges trop lourdes. La sciatique avait disparu, et le sujet nota également une amélioration au niveau des sinus. Aujourd'hui, cet homme a recours de façon occassionnelle à la réflexologie dès qu'il sent revenir une douleur, ce qui se produit lorsqu'il sollicite son dos à l'excès. Le traitement est efficace en deux ou trois séances seulement.

Arthrose

Un septuagénaire atteint d'une arthrose de la hanche droite attendait la pose d'une prothèse. D'ici à l'opération, il espérait qu'un traitement réflexologique pourrait soulager la douleur qu'il éprouvait. À la première séance, de nombreuses zones-réflexes étaient assez sensibles : hypophyse, tête, cou, yeux, oreilles, trompe d'Eustache, plexus solaire, glandes parathyroïdes, hanches, articulations sacro-iliaques, reins et glandes surrénales. Le patient indiqua que la douleur s'était atténuée à l'issue de la première séance et que l'amélioration se poursuivait au fur et à mesure du traitement. Au bout de quatre séances, les résultats étaient tels que le spécialiste considéra qu'une opération serait superflue. Le sujet constata par ailleurs que ses problèmes de prostate s'étaient atténués et que ses mictions nocturnes étaient moins fréquentes.

* * *

À une sexagénaire, le praticien avait indiqué que les problèmes de pieds dont elle souffrait provenaient d'une arthrose qui s'était localisée dans les articulations entre les phalanges et les métatarses. Dans le passé, elle avait subi des opérations des pieds pour diverses raisons et éprouvait un très grand inconfort à marcher. Au bout de dix séances de réflexologie, la patiente vit une nette amélioration au niveau de ses pieds, ainsi que dans le cou, qui s'était raidi, et dans les yeux, qui avaient tendance à larmoyer et à se fatiguer rapidement.

Problèmes de genou

Un homme jeune, qui avait eu le genou blessé dans un accident de voiture, éprouvait une douleur dans le genou, au-dessous de la rotule. Cette sensation, bien qu'intermittente, limitait ses mouvements, et il arrivait que la rotule se bloque. Au début de la première séance, le sujet craignait qu'il ne soit pas possible de le traiter par les pieds, car il était très chatouilleux ; en fait, il trouva la séance agréable et relaxante. Plusieurs zones présentaient des réflexes sensibles : l'hypophyse, le cou, les sinus, la trompe d'Eustache, les yeux, le foie, la colonne vertébrale, les genoux, les reins et les glandes surrénales. Au cours de cette première séance, le patient sentit que ses sinus se débloquaient et éprouva une sensation identique dans les oreilles. Une séance suffit pour qu'il ne ressente plus de douleur dans le genou et que son problème de sinusite soit résolu. Et ces troubles ne reparurent pas à l'issue de deux séances supplémentaires.

Goutte
Un sexagénaire envisagea un traitement par réflexologie pour une affection dermatologique pour laquelle il était suivi régulièrement. Il souffrait également de goutte, mais cette affection avait disparu depuis qu'il suivait des séances de réflexologie.

3. Le système endocrinien
Troubles de la thyroïde
Une femme de 52 ans avait éprouvé pendant trois semaines une douleur à l'arrière de la tête. Six semaines durant, elle avait eu un gonflement de la glande thyroïde, qui était douloureuse au toucher. À la première séance, les pieds étaient assez crispés, et certaines zones-réflexes s'avérèrent sensibles : celles de l'hypophyse, de la tête, du cou, de la thyroïde, des oreilles, du plexus solaire, de l'estomac, de l'intestin grêle, du côlon, des reins, des glandes surrénales, de l'utérus et des ovaires. En fin de séance, la patiente se sentit très relaxée. Elle subit un violent mal de tête pendant les deux jours qui suivirent le traitement, mais au début de la deuxième séance cette céphalée avait disparu et la thyroïde était moins enflée. À la troisième séance, la glande était moins sensible au toucher. Cette personne cessa le traitement au bout de cinq séances, considérant que l'affection avait disparu.

* * *

Une quinquagénaire avait subi, alors qu'elle avait entre 30 et 40 ans, une ablation partielle de la thyroïde. Elle n'avait pas eu de problèmes jusqu'à ce que, six ans auparavant, la glande ne montre une hyperactivité qui se traduisait par une saillie des yeux. Elle constata également qu'elle se sentait fatiguée et avait pris du poids, outre le fait qu'elle avait les chevilles gonflées. À la première séance, on découvrit une sensibilité dans un certain nombre de zones-réflexes : hypophyse, tête, face, cou, sinus, yeux, thyroïde, foie, estomac, plexus solaire, reins, glandes surrénales et lymphatiques. La patiente déclara à la deuxième séance que le traitement l'avait beaucoup fatiguée, mais que la pression avait diminué au niveau des yeux, qui étaient moins saillants ; elle avait aussi les chevilles moins enflées. La poursuite du traitement confirma une amélioration progressive de l'affection, si l'on excepte une inversion de tendance à l'occasion d'une grippe. Cette personne continua plusieurs mois le traitement, qu'elle trouvait bénéfique : indépendamment de son action sur l'affection thyroïdienne, il lui permit également de mieux traverser une période particulièrement difficile de sa vie professionnelle.

Diabète

On finit par diagnostiquer un diabète chez un retraité qui souffrait de douleurs dans les pieds et les jambes. Le traitement par réflexologie débuta deux mois après ce constat. Lors des trois premières séances, le sujet ne ressentit pas une sensibilité particulière au niveau des zones-réflexes des pieds, qui étaient froids et dont la peau était dure en de nombreux endroits. À partir de la quatrième séance, la sensibilité apparut, notamment dans les zones correspondant à l'hypophyse, au foie, au pancréas, au plexus solaire, aux reins et aux glandes surrénales. Le patient commença alors à se sentir mieux, la douleur diminuant dans les pieds et les jambes. À la huitième séance, le sujet indiqua que l'établissement spécialisé qu'il fréquentait ne jugeait plus nécessaire qu'il consulte régulièrement. Il fut traité deux fois encore par réflexologie et continua à bénéficier d'une bonne santé sans que reviennent les symptômes du diabète, moyennant toutefois une surveillance de son régime alimentaire.

Problèmes gynécologiques
Une jeune femme d'une trentaine d'années souffrait d'un déséquilibre hormonal qui provoquait des menstruations irrégulières et des troubles dermatologiques. Elle avait également des problèmes liés à une infection de l'utérus. À la première séance, il fut détecté une sensibilité dans les zones-réflexes de l'hypophyse, de la face, de la colonne vertébrale, de la thyroïde, du plexus solaire, des reins, des glandes surrénales, des ovaires, de l'utérus et des lymphatiques. À l'issue de la séance, la patiente déclara qu'elle se sentait merveilleusement bien et qu'elle avait apprécié ce massage des pieds. À la seconde séance, elle indiqua s'être sentie beaucoup mieux, même si elle avait ressenti la veille de ses règles des douleurs qui avaient disparu le lendemain, alors qu'en général elles duraient environ deux jours. Les zones-réflexes correspondantes étaient sensibles et, à mesure que le traitement se prolongeait, la jeune femme se sentait de mieux en mieux, et l'état de sa peau s'améliora. Elle reçut au total douze séances de réflexologie.

* * *

Une femme de 30 ans souhaitait être soulagée d'une dépression post-natale qui faisait suite de la naissance de son fils. Elle était sous antidépresseurs et, d'une manière générale, ne se sentait pas en forme. À la première séance, ses pieds n'étaient pas particulièrement sensibles, même si l'on observa au massage une légère réaction au niveau des zones-réflexes de l'hypophyse, de la tête, des yeux, du foie, de la vésicule biliaire, de l'intestin grêle, du côlon, du plexus solaire, de l'utérus, des reins et des glandes surrénales. À la deuxième séance, la patiente semblait très déprimée et son état ne s'était pas amélioré. Toutefois, les pieds réagissaient un peu plus. Au début de la troisième séance, elle indiqua qu'elle s'était sentie nettement mieux pendant la semaine écoulée et avait eu plus d'entrain. Le traitement se poursuivit pendant six semaines, période au cours de laquelle on nota une amélioration marquée, qui permit à la jeune femme de mieux affronter ses problèmes.

* * *

Une femme enceinte de douze semaines souffrait de nausées qu'elle avait déjà éprouvées pendant les deux premiers mois de grossesse et qui se poursuivirent jusqu'à la naissance. Il ne s'agissait pas uniquement de nausées, puisqu'elle était malade au moins six fois par jour. À la première séance, bien que cette personne semblât décontractée, on décela une sensibilité dans les zones-réflexes de l'hypophyse, du cou, des yeux, du foie, de l'estomac, de l'intestin grêle, du côlon, de l'utérus et de la colonne vertébrale. À la deuxième visite, elle indiqua avec grand plaisir que la fréquence de ses malaises s'était espacée. Les pieds présentaient encore des zones sensibles, et le traitement se poursuivit pendant six semaines. À l'issue de cette période, elle n'éprouva plus que des nausées qui ne débouchaient pas sur des vomissements.

4. L'appareil respiratoire
Asthme

Une dame sexagénaire souffrait d'asthme depuis quatre ans, quand elle vint pour la première fois se faire traiter par réflexologie. Auparavant, elle avait été en très bonne santé, et il ne semblait pas y avoir de raison manifeste au développement d'une telle affection. Les zones-réflexes des pieds n'étaient pas particulièrement sensibles, mais il y avait une légère réaction au niveau des zones correspondant à l'hypophyse, à la tête, à la face, au cou, aux poumons, aux reins et aux glandes surrénales. À mesure que le traitement se déroulait, l'affection recula, sans pour autant que les pieds ne présentent des réflexes très sensibles. Au bout de douze séances, cette dame se sentit soulagée des symptômes dont elle souffrait et était capable de marcher normalement, sans manquer de souffle ni éprouver de crise.

* * *

Un adolescent de 16 ans avait, depuis l'âge de 7 ans, des problèmes d'asthme et de rhume des foins. Il avait essayé différents traitements et régimes alimentaires, qui avaient donné des résultats mitigés. À la première séance, ses pieds présentaient de nombreuses zones-réflexes sensibles : hypophyse, cou, colonne vertébrale, sinus, yeux, poumons, plexus solaire, côlon, reins et glandes surrénales. Une sudation excessive des pieds le gênait. À la deuxième séance, les symptômes s'étaient estompés, et les pieds transpiraient moins ; toutefois, le jeune homme avait encore une voix nasillarde. Au bout de cinq séances, le nez était moins congestionné, il n'y avait pas de sifflement de poitrine, et le garçon se sentait nettement mieux.

Emphysème
Une dame sexagénaire souffrait d'un emphysème qui s'était particulièrement développé au cours des quatre à cinq années précédentes. Elle avait le souffle coupé au moindre effort. Pendant le traitement, ses pieds étaient tellement sensibles sur de nombreuses zones-réflexes que le praticien ne pouvait appliquer qu'une pression très légère. Après le traitement, la patiente éprouva une sensation de picotement dans tout le corps. La première séance provoqua une amélioration considérable, puisqu'elle parvint à marcher sans perdre le souffle et à monter un escalier. Ce mieux-être se confirma au fil d'un traitement de dix séances, mais celui-ci ne permit pas de supprimer complètement l'emphysème. On notera à cet égard que la personne était fumeuse, ce qui aggravait bien évidemment l'affection et empêchait une guérison complète.

Bronchite
Un garçonnet de 6 ans manquait très souvent l'école pour cause de bronchites, de troubles des sinus et de toux sévères. Pendant le temps du traitement, qui se composa de sept séances, l'enfant fut assidu tous les jours à l'école, à l'exception d'une fois où il souffrit d'une indigestion. Il n'eut ni rhume ni toux, et la bronchite ne se manifesta pas. Ses parents indiquèrent également qu'il mangeait bien, ce qui n'était pas le cas précédemment.

5. Le cœur et l'appareil circulatoire
Angine de poitrine (insuffisance coronarienne)
Une dame retraitée avait eu une crise cardiaque suivie d'attaques intermittentes d'angine de poitrine. Elle souffrait également d'asthme et de constipation. Lors de la première séance,

les pieds présentaient plusieurs zones-réflexes sensibles, correspondant à l'hypophyse, au cou, aux yeux, aux épaules, aux poumons, au cœur, à la glande thyroïde, au plexus solaire, au foie, à l'intestin grêle, au côlon, à la valvule iléocæcale, aux reins et aux glandes surrénales. À la deuxième séance, la patiente était très essoufflée et ses pieds étaient très sensibles. À la troisième, elle indiqua que son problème de constipation avait connu une amélioration, qu'elle avait plus de souffle et souffrait moins de son angine de poitrine. À la fin du traitement, elle se sentait nettement mieux : en douze semaines, tous les symptômes avaient régressé.

Hypertension
Un septuagénaire se considérait en bonne forme pour son âge, s'il exceptait la tension artérielle excessive qui avait été décelée chez lui. Un traitement réflexologique composé de cinq séances, à intervalles irréguliers, lui permit d'arriver à une plus grande décontraction et à un meilleur équilibre. De ce fait, sa tension revint à un niveau normal, à la grande surprise de son médecin traitant.

Circulation sanguine déficiente
Une jeune femme d'une trentaine d'années avait, depuis l'âge de 9 ans, une mauvaise circulation sanguine au niveau des doigts. Elle avait les mains froides, les doigts enflés et une rougeur généralisée des mains. Même si ces symptômes étaient nettement accentués en hiver, ce trouble se manifestait aussi par temps chaud. Un programme court de réflexologie permit de diminuer le gonflement des doigts, et ce même en hiver. Par ailleurs, les mains étaient plus chaudes, malgré la persistance de leur rougeur.

Crise cardiaque et thrombose
Une dame âgée avait eu une crise cardiaque et une thrombose quatre ans auparavant. Ces affections avait entraîné un très mauvais état de santé chez cette femme, qui restait alitée presque en permanence et n'avait pu sortir de chez elle depuis deux ans. Lors de la première séance, on constata une faible réaction des pieds, mais ceux-ci devinrent plus sensibles au fil du traitement. De nombreuses zones-réflexes étaient crispées, mais la patiente commença à se sentir mieux et put recommencer à faire quelques pas dans son domicile. Au bout de cinq séances, elle fit une courte promenade dans sa rue et fut enchantée de l'amélioration qu'elle constata. Même après la fin du traitement, son état de santé continua à s'améliorer. Elle indiqua qu'elle avait pu aller jusqu'aux magasins proches de chez elle et prendre un autobus pour rendre visite à sa sœur. Avant le traitement, jamais elle n'aurait cru pouvoir refaire ces gestes un jour.

6. Le système lymphatique
Infections de l'oreille et de la gorge
Une jeune femme de moins de 40 ans était gênée par des infections persistantes de l'oreille et de la gorge, qui la mettaient totalement à plat. Elle souffrait également de maux de tête, d'un léger problème de sinus et de douleurs prémenstruelles. Un traitement réflexologique à intervalles réguliers permit d'améliorer la résistance de son organisme aux infections, qui se manifestèrent avec une moindre fréquence. Même s'il advint une récurrence des symptômes due à un surmenage, son état de santé général s'améliora après environ huit séances. Le traitement se poursuivit ensuite à intervalles d'un mois, afin de maintenir l'équilibre de l'organisme.

Zona

Un homme d'une quarantaine d'années avait développé un zona, après avoir été en contact avec une personne qui avait contracté la varicelle. Il présentait des vésicules au niveau de la taille. La zone touchée était extrêmement sensible, et le sujet avait l'impression qu'on lui étirait la peau à cet endroit. Il se présenta pour une séance de réflexologie le lendemain du jour où son zona fut diagnostiqué, mais les zones-réflexes du pied n'étaient pas très sensibles au toucher. Une seule séance suffit à obtenir une amélioration significative, et le sujet cessa de prendre les analgésiques qui lui avaient été prescrits. Une semaine plus tard, il se sentait nettement mieux ; au bout de trois séances, il ne présentait plus aucun symptôme et avait retrouvé sa forme.

7. Le système digestif
Ulcère duodénal

Un homme de 40 ans souffrait de problèmes d'estomac depuis l'âge de 10 ans. Au cours de ces dernières années, il avait été plus attentif à son régime alimentaire, mais il avait développé un ulcère duodénal qui lui occasionnait une douleur. Lors de la première séance, les pieds étaient plutôt crispés, et l'on constatait peu de zones-réflexes sensibles. À la deuxième séance, les pieds étaient moins crispés et réagissaient mieux, avec une sensibilité sur les zones-réflexes de l'hypophyse, des sinus, de l'estomac, de l'intestin grêle, du côlon, du plexus solaire, de la colonne vertébrale et des glandes surrénales. Au bout de quatre séances, le sujet indiqua qu'il n'avait plus ressenti de douleur due à l'ulcère. Toutefois, il continuait à surveiller de près son alimentation.

Constipation
Une quinquagénaire était sujette à une constipation qui provoquait une forte gêne au niveau de l'abdomen et à des flatulences. Elle avait également un catarrhe, ainsi que des varices. Lors de la première séance, elle était très crispée, et ses pieds comportaient de nombreuses zones-réflexes sensibles : hypophyse, tête, sinus, cou, yeux, foie, estomac, intestin grêle, côlon, rectum, cœur et plexus solaire. À la deuxième séance, elle avait plus d'entrain et avait constaté une amélioration de son catarrhe, ainsi que de son transit intestinal, qui était légèrement plus régulier. Le traitement comporta six séances, à l'issue desquelles les troubles digestifs et le catarrhe s'étaient nettement améliorés, même si persistait une douleur liée aux varices.

Colopathie fonctionnelle
À la suite de la naissance de sa fille, trois ans plus tôt, une jeune femme avait développé une colopathie fonctionnelle, ainsi que d'autres symptômes. À la première séance, les pieds n'étaient pas très sensibles ; toutefois, à la suivante, cette personne indiqua que son transit intestinal était plus régulier et que ses douleurs abdominales s'étaient atténuées. Au bout de six séances, elle put constater une grande amélioration de son état de santé : elle avait moins de maux de tête, faisait moins de rétention et avait des selles plus régulières.

Hépatite
À la suite d'une hépatite, un jeune homme avait fait une jaunisse. Au bout de trois séances de réflexologie, sa peau avait perdu sa coloration jaune, alors que les zones-réflexes du foie, de la rate et de l'estomac étaient encore extrêmement sensibles. Il se sentait moins fatigué, et sa numération globulaire s'était

considérablement améliorée. La poursuite du traitement permit d'accélérer la guérison.

8. Le système urinaire

Troubles rénaux

Une femme d'âge moyen souffrait d'une insuffisance rénale qui occasionnait une très grande faiblesse ; toutefois, elle ne souhaitait pas être traitée par la médecine conventionnelle. Au bout de quatre séances de réflexologie, elle avait constaté une amélioration dans le fonctionnement des reins et une coloration plus prononcée des urines. Elle sentait par ailleurs qu'elle avait plus d'énergie, et son transit intestinal était meilleur. On n'a malheureusement pas pu suivre cette patiente et noter d'autres effets de la réflexologie, car elle changea de résidence après ces quatre séances.

Rétention urinaire

Un quadragénaire faisait de la rétention urinaire, ce qui provoquait des douleurs très aiguës dans l'urètre ; il ressentait de fréquentes envies d'uriner, mais était incapable de les satisfaire. À la première séance, les zones-réflexes étaient extrêmement sensibles, tout particulièrement celles correspondant à l'hypophyse, à la colonne vertébrale, aux yeux, au plexus solaire, à la vessie, aux uretères, aux reins, aux glandes surrénales, à la prostate et aux testicules. À l'issue de cinq séances, le sujet constata une amélioration de son état, malgré une récidive pendant un ou deux jours. La douleur disparut, et l'émission d'urine redevint normale.

Faiblesse de la vessie

Un quadragénaire avait une vessie qui ne retenait pas correcte-

ment l'urine. Sans pour autant ressentir de douleurs ou de fréquentes envies d'uriner, il craignait que cette insuffisance ne se développe. À la première séance, de nombreuses zones-réflexes s'avérèrent sensibles : celles de l'hypophyse, du cou, des yeux, de la glande thyroïde, de la vessie, des reins, des glandes surrénales, de la prostate, des testicules et des lymphatiques. À l'issue du premier massage, le sujet constata une légère amélioration, qui se confirma au fil des séances suivantes. Le traitement en comporta sept, au total : c'était suffisant pour que le sujet considère son problème résolu.

9. La peau
Eczéma
Un fillette de 3 ans souffrait d'une forme sèche d'eczéma, localisé sur le visage, derrière les oreilles, sur le cou, les bras et les jambes. Cette affection lui occasionnait des démangeaisons au point qu'elle avait par endroits la chair à vif. Cette enfant était également sujette à l'asthme si elle s'enrhumait. Lors de la première séance de réflexologie, elle se comporta très bien et ne fit pas de difficulté à ce que l'on manipule ses pieds. À la séance suivante, on put constater un progrès sensible au niveau du visage, et sa mère précisa que l'enfant avait eu un meilleur sommeil. Au bout de sept séances, l'amélioration s'était généralisée sur toute la peau, les démangeaisons s'étaient nettement atténuées, et la fillette avait donc nettement moins tendance à se gratter.

Urticaire
Depuis trois ans, un homme d'une quarantaine d'années souffrait d'une urticaire qui se manifestait par de larges plaques

rouges sur la plus grande partie du corps. La peau présentait également une rougeur et semblait enflammée. En dehors de cela, il était en bonne santé. À la première séance, il fut décelé de nombreuses zones-réflexes sensibles : hypophyse, tête, face, foie, estomac, intestin grêle, côlon, plexus solaire, cœur, reins et glandes surrénales. À l'issue de cette séance, on constata l'apparition sur les pieds de plaques rouges, qui se résorbèrent au bout de dix minutes. Au début de la séance suivante, le sujet indiqua qu'il avait réussi à éviter la plupart du temps la prise de médicaments anti-histaminiques. Le traitement se prolongea sur six séances, au fil desquelles la rougeur de la peau s'atténua de façon notable. L'irritation cutanée recula aussi, ce qui permit au patient de réduire la prise d'anti-histaminiques. Il nota par ailleurs que, si se déclenchait une réaction cutanée, celle-ci ne durait qu'une quinzaine de minutes. Cette amélioration fut également favorisée par une alimentation plus appropriée.

Éruptions sur le visage

Une adolescente souffrait d'éruptions sur le visage. Les crises démarraient par une irritation cutanée, puis une sécheresse et une inflammation de la peau, sans toutefois que l'on constate l'apparition d'un gonflement sous-cutané ou d'un suintement. Au début du traitement, il fut décelé une sensibilité de certaines zones-réflexes : hypophyse, tête, face, cou, glande thyroïde, plexus solaire, foie, intestin grêle, côlon, reins, glandes surrénales et lymphatiques. Au bout d'un mois, l'affection avait disparu, et la jeune fille se sentait en forme et décontractée.

Les cas concrets que nous venons de vous présenter ne représentent qu'une infime partie des témoignages que nous avons recueillis. Ils montrent à quel point un traitement par réflexologie peut s'avérer efficace contre un grand nombre d'affections. Même si, dans certains exemples, il n'a pas été possible de supprimer totalement les symptômes constatés précédemment, il est certain que, dans tous les cas, on a pu noter une amélioration considérable de l'état du patient.

7 ■ La réflexologie comme thérapie préventive

Les précédents chapitres de ce livre avaient pour objectif de montrer à quel point la réflexologie peut être utile dans le traitement de troubles très divers. En général, ceux qui en souffrent ont tendance à attendre que leur état de santé se soit nettement détérioré pour se préoccuper de traiter l'affection dont ils sont atteints, soit par des moyens conventionnels, soit par l'une des thérapies complémentaires. Et ils attendent une guérison rapide, alors que le problème peut s'être développé sur une période de temps considérable.

La plupart d'entre nous démarrent leur vie avec un potentiel de bonne santé ; les maladies ne résultent que du fait que le corps se trouve malmené par différents facteurs, comme l'alimentation, le stress ou le mode de vie. Des problèmes d'origine allergique ou virale interviennent quand l'organisme n'est pas en mesure de les surmonter et, en général, les sujets développent, de façon chronique ou occasionnelle, une faiblesse dans l'un des appareils excréteurs (poumons, peau, reins ou système digestif) ou dans le système immunitaire, c'est-à-dire le système lymphatique. Un traitement réflexologique peut être fort utile pour tenter de renforcer l'organisme et donc empêcher que ces symptômes ne deviennent récurrents.

On constate aujourd'hui une tendance croissante à traiter le corps comme un tout, afin de diminuer les risques de maladies. Cette préoccupation ne concerne pas seulement le physique (par exemple, avoir une alimentation plus appropriée), mais aussi l'esprit, comme l'illustrent, entre autres, les techniques de relaxation. Pratiquée de façon préventive, la réflexologie peut s'avérer très utile, d'autant qu'elle stimule le corps tout entier. Grâce à des traitements administrés à intervalles réguliers, le corps peut être maintenu dans un état plus équilibré, qui permet de bénéficier en permanence d'un état de santé satisfaisant. La fréquence des séances varie d'une personne à l'autre, et le traitement peut s'étaler sur des semaines ou même des mois. Par ailleurs, la réflexologie peut être utilisée comme instrument de diagnostic, ce qui empêche de possibles déséquilibres de l'organisme de se transformer en symptômes inquiétants. La sensibilité au massage de certaines zones-réflexes, lorsque l'organisme se trouve déséquilibré, peut indiquer quelles sont les parties du corps qui ne fonctionnent pas comme elles le devraient. Dans la mesure où cette méthode est fondée sur la sensibilité du patient, il est possible de détecter précocement un déséquilibre et d'éviter ainsi qu'il ne se développe. La relaxation qu'entraîne le traitement peut également être très bénéfique pour empêcher les déséquilibres de se manifester.

●●●●●●
La réflexologie soigne aussi l'esprit.

Sans doute est-il totalement irréaliste d'espérer que la majorité d'entre nous jouissent d'une parfaite santé tout au long de leur existence ; ceci tient en grande partie au fait que l'on a tendance à porter attention à son corps quand on souffre, et non de façon préventive. À cet égard, on constate souvent que, quand une personne a suivi des séances de réflexologie qui ont permis de corriger des désordres, si des problèmes similaires ou différents se développent, le traitement tend à être efficace plus rapidement, tout particulièrement s'il intervient peu après l'apparition des symptômes.

Nous avons insisté sur le fait que le traitement doit toujours être complet, c'est-à-dire concerner toutes les zones-réflexes des pieds. Il doit également être administré de façon appropriée. Toutefois, dans certains cas, le praticien recommande à son patient de travailler lui-même sur certaines zones-réflexes déterminées, entre deux séances, ce qui peut contribuer au soulagement de symptômes isolés et renforcer le traitement. Ceci posé, il convient de se rappeler que cela peut atteindre non la cause du problème, mais sa conséquence. Nombreux sont ceux qui ont travaillé sur quelques zones-réflexes précises pour soulager des problèmes mineurs, tels que maux de tête ou de dents, constipation ou tension de l'organisme. Certaines personnes ont des difficultés à travailler elles-mêmes sur leurs propres pieds. Il leur est alors plus commode de solliciter les zones-réflexes qui se trouvent dans les mains.

La structure de la main

Les os des doigts sont appelés phalanges. Chaque doigt en compte trois, à l'exception du pouce qui n'en a que deux. Le dos de la main se compose de cinq os métacarpiens qui prolongent les phalanges. Les autres os de la main constituent ce que l'on appelle le carpe. Ils ont respectivement pour nom scaphoïde, semi-lunaire,

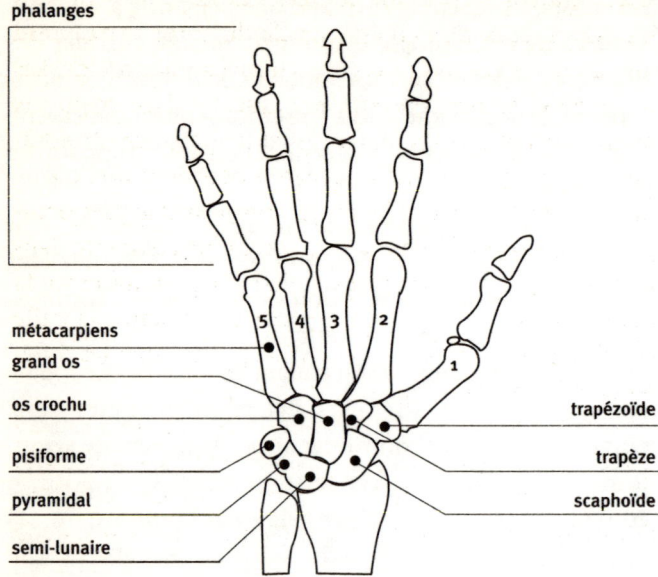

Figure 22. Les os de la main

pyramidal, pisiforme, trapèze, trapézoïde, grand os et os crochu (figure 22). Un certain nombre de muscles, de tendons et de ligaments assurent la tenue et la mobilité des os.

Les zones-réflexes de la main

La description que nous ferons ici des zones-réflexes de la main sera plus succincte que celle que nous avons faite pour les pieds, dans la mesure où le schéma d'ensemble est similaire. Les mains étant plus petites, les zones-réflexes correspondront à des zones moins étendues, qui seront parfois un peu plus difficiles à détecter avec précision. Toutefois, le principe des zones existe également dans les mains, et donc à chaque partie du corps correspond une zone-réflexe, ou plusieurs, au niveau des mains. Les zones transversales peuvent s'appliquer très facilement aux mains, du fait que les phalanges et le métacarpe (c'est-à-dire l'ensemble des métacarpiens) occupent une partie importante de la main ; les os qui composent le tarse occupent proportionnellement une zone plus restreinte dans les mains que les os tarsiens du pied. On peut tracer sur la main des lignes imaginaires qui correspondent à la taille et au diaphragme, ce qui permet de positionner les différents réflexes (figures 23 et 24).

Toutes les zones-réflexes de la *tête* se trouvent au niveau des doigts ; les pouces correspondent à la tête tout entière, tout comme les gros orteils. La zone-réflexe de l'*hypophyse* se situe approximativement au centre de la pulpe du pouce, celle du *sommet du cerveau et de la tête* au sommet du pouce, juste derrière l'ongle. La zone-réflexe du *côté du cerveau et de la tête* se trouve le long du côté du pouce qui fait face à l'index, celle du *visage* sur le dos du pouce. Celles des *sinus* sont localisées sur l'index, le majeur, l'annulaire et l'auriculaire, à la fois sur le dessous de la main et sur les côtés. Les réflexes des *dents* se trouvent sur le dos des doigts. Ceux des *yeux* sont situés à la base de l'index et du majeur, sur le dessous de la main ; l'œil droit est représenté sur la main droite, l'œil gauche sur la main gauche. Les réflexes des *oreilles* sont positionnés de façon similaire, mais sur l'annulaire et l'auriculaire ; ceux de la *trompe d'Eustache*, entre les réflexes des oreilles et des yeux, juste au-dessous de la palmure entre le majeur et l'annulaire, et également sur le dos de la main, disposés symétriquement.

140 • DÉCOUVRIR LA RÉFLEXOLOGIE

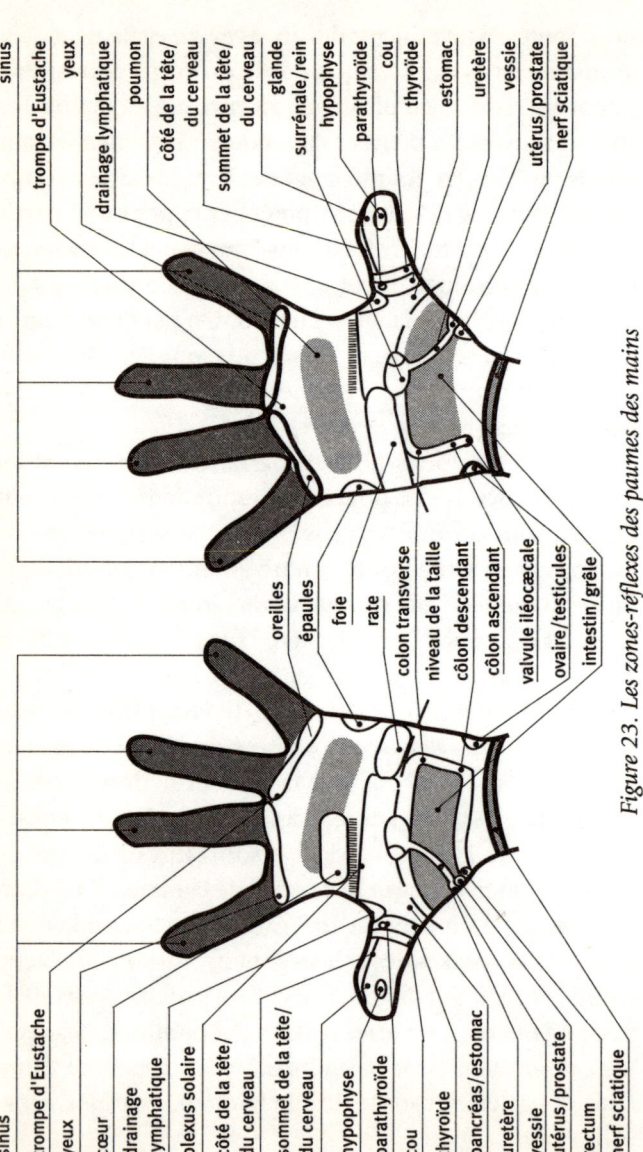

Figure 23. *Les zones-réflexes des paumes des mains*

LA RÉFLEXOLOGIE COMME THÉRAPIE PRÉVENTIVE • 141

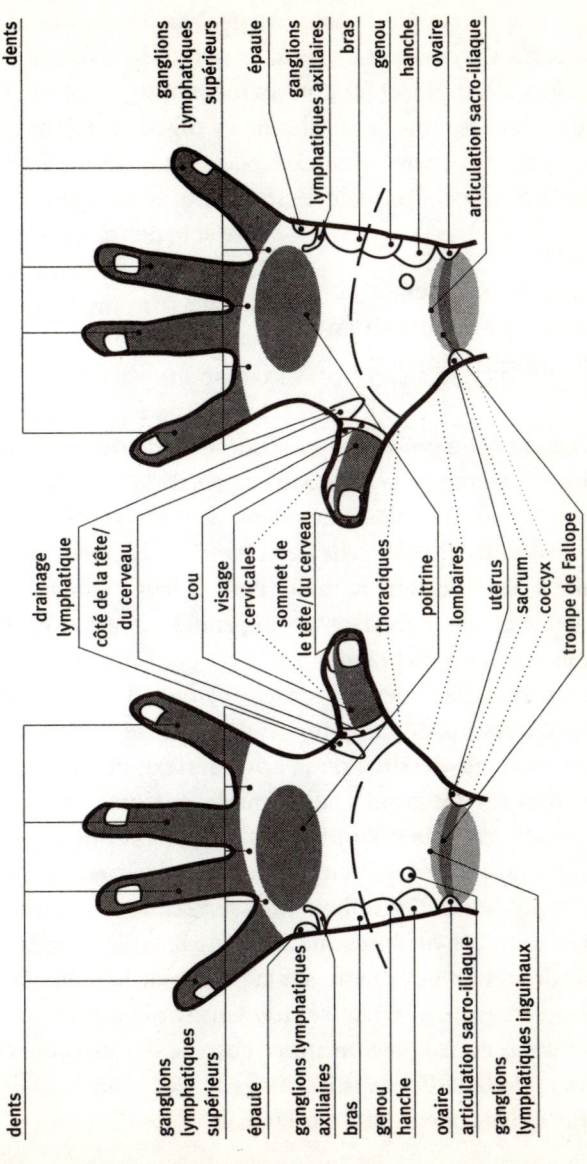

Figure 24. Les zones-réflexes du dos des mains

La zone-réflexe de la *colonne vertébrale* se situe le long du côté interne du pouce et de la main, depuis le sommet du pouce jusqu'au poignet (ou, précisément, juste au-dessus) ; les différentes régions de la colonne s'y organisent dans un ordre logique. La zone-réflexe de l'*épaule* se trouve autour de la base de l'auriculaire, sur le dessous (côté de la paume), le côté et le dos de la main. Au-dessous, sur le dos de la main, se trouve la zone-réflexe du *bras*. Celle du *cou* se situe autour de la base du pouce. Les réflexes de la *hanche* et du *genou* sont localisés sur le dos de la main, sur le côté externe de la zone 5, tout près de la base du cinquième métacarpien. La zone-réflexe de l'*articulation sacro-iliaque* est située près de celle de la hanche, mais plus dans la zone 4, sur le dos de la main. Pour le *nerf sciatique*, on trouve une zone-réflexe dans les cinq zones sur la paume de la main, tout près du poignet.

●●●●●●
Les zones-réflexes de la tête se trouvent sur les doigts

La zone-reflexe de la *thyroïde* est située dans la zone 1, sur le dessous de la main, au-dessous de la base du pouce, juste au-dessous de la zone-réflexe du cou. Les zones-réflexes des *glandes parathyroïdes* se trouvent sur le côté du réflexe de la thyroïde, plus près de la zone 2 ; sur chaque main, il existe deux zones, l'une supérieure et l'autre inférieure. Les réflexes des *surrénales* sont situés dans la zone 2, à peu près au niveau de la taille, juste au-dessus des réflexes des reins, sur la paume de la main. Les zones-réflexes du *pancréas* se trouvent sur la paume des deux mains, dans la région située entre le diaphragme et le niveau de la taille, dans les zones 1, 2 et 3 sur la main gauche, et les zones 1 et 2 sur la droite.

Les zones-réflexes des *glandes de la reproduction* sont localisées sur les deux côtés de la main, juste au-dessus du poignet : celle de l'ovaire ou du testicule dans la zone 5, celle de l'utérus, de la prostate et du canal déférent dans la zone 1. Celle *des trompes de Fallope* relie celles de l'ovaire et de l'utérus, en traversant le poignet.

●●●●●●
La zone-réflexe du cœur est sur la main gauche

La zone-réflexe des *poumons*, présente sur les deux côtés de la main, se trouve au-dessous des doigts, dans la partie supérieure de la main, au-dessus du niveau du diaphragme. Celle du *plexus solaire* se situe sur les deux mains, du côté des paumes, dans les zones 2 et 3 au niveau du diaphragme.

Comme sur les pieds, la zone-réflexe du *cœur* se trouve dans une région qui ne correspond pas topographiquement à celle du cœur dans l'organisme, mais dans les zones 2 et 3 sur la paume de la main gauche, tout près de la zone des poumons et au-dessus du niveau du diaphragme.

Les zones-réflexes du *système lymphatique* se situent sur le dos des mains : celles des ganglions supérieurs à la racine des doigts, celles de la région thoracique dans les zones 2, 3 et 4 au-dessus du niveau de la taille, celles des ganglions du bassin et de l'aine sur les cinq zones, juste au-dessus du poignet. Les zones-réflexes des ganglions axillaires se trouvent juste au-dessous des réflexes de l'épaule, sur le dos des mains ; celle de la rate, sur la paume de la main gauche, au-dessus du niveau de la taille, dans les zones 4 et 5. Celle qui permet de stimuler le drainage lymphatique jusqu'au système veineux, dans le cou, se situe dans la palmure entre le pouce et l'index, sur le dessus et le dessous des deux mains.

La zone-réflexe de l'*estomac* se trouve sur la paume des deux mains, principalement dans les zones 1, 2 et 3 sur la main gauche et la zone 1 sur la droite, au-dessus du niveau de la taille et au-dessous du diaphragme. Celle de l'*œsophage*, située sur le côté du pouce, relie la zone-réflexe du cou à celle de l'estomac. Celle de l'*intestin grêle* se situe sur la paume des deux mains, dans les zones 1, 2, 3 et 4 au-dessous du niveau de la taille, et descend jusqu'au-dessus du poignet. Le *côlon* est représenté de façon similaire sur les pieds et sur les mains. Le réflexe de la *valvule iléocæcale* se trouve sur les zones 4 et 5 de la paume de la main droite, au-dessus du poignet. Celui du *côlon ascendant* va depuis le haut de cette dernière zone-réflexe jusqu'au niveau de la taille, et celui du *côlon transverse* le continue sur les cinq zones de la main droite, puis les cinq de la main gauche. La zone-réflexe du *côlon descendant* prolonge, après un coude, celle du côlon transverse, sur la main gauche dans les zones 4 et 5, avant de tourner au-dessus du poignet et de déboucher sur le réflexe du *côlon sigmoïde*, puis sur celui du *rectum*, dans la zone 1. Comme dans le pied, la zone-réflexe du foie se trouve essentiellement sur la paume de la main droite, dans les zones 3, 4 et 5, entre le diaphragme et le niveau de la taille, et également dans les zones 1 et 2, dans la partie supérieure de la zone-réflexe. Celle de la *vésicule biliaire* est située dans la zone 3 de la main droite, juste au-dessous de la

●●●●●●
Les paumes des mains correspondent à l'estomac

zone-réflexe du foie et juste au-dessus du niveau de la taille.

La zone-réflexe de la *vessie* se trouve sur le côté des deux mains, légèrement sur le dos dans la zone 1, très près de la zone-réflexe de la région lombaire de la colonne vertébrale. La zone-réflexe de l'*uretère*, localisée sur les deux paumes, va de celle de la vessie à celle des reins ; celle-ci se situe sur les paumes, dans les zones 1 et 2, à peu près au niveau de la taille.

●●●●●●
Le massage des mains complète celui des pieds

On constate généralement que les zones-réflexes des mains sont moins sensibles que celles des pieds ; cela tient en partie au fait que les mains sont utilisées en permanence, beaucoup plus que les pieds qui sont, de surcroît, protégés par les chaussures. Les mains peuvent, comme les pieds, être le siège de dépôts de cristaux.

Il peut être intéressant de les stimuler lorsque les pieds ne peuvent pas être traités, s'ils présentent une lésion ou une infection. Dans ce cas, le réflexologue massera les pieds sur le plus grand nombre possible de zones-réflexes et aura recours à celles des mains pour compléter le traitement. Si un pied souffre d'une blessure qui empêche totalement de le masser, on stimulera les zones-réflexes de la main située du même côté du corps ; dans ce cas, le traitement complet comprendra le massage d'un pied et d'une main.

L'autotraitement

Il est toujours préférable que le traitement soit administré par un praticien parfaitement expérimenté : c'est en effet dans ce contexte que l'on obtient les meilleurs résultats. Toutefois, la réflexologie peut, dans une certaine mesure, être exercée par le patient lui-même. Elle constitue une thérapie qui ne présente pas de risques, à partir du moment où elle est effectuée correctement. Indiquons à cet égard qu'il ne faut pas travailler trop longtemps ni exercer une pression trop forte. Dans la description des différents troubles sur lesquels la réflexologie s'avère efficace, nous avons souligné un certain nombre de mises en garde : c'est notamment le cas lorsque l'on se trouve confronté à un problème sérieux au niveau du cœur ou de la circulation sanguine, ou à un diabète, et lorsque la patiente est en période de grossesse. La tendance, avec l'autotraitement, est de travailler sur des zones-réflexes déterminées correspondant aux parties du corps qui subissent une affection. Mais, bien qu'un tel massage puisse résorber les symptômes, il ne pourra pas avoir un effet équilibrant sur l'ensemble de l'organisme. On trouve généralement que les mains sont plus utiles que les pieds, car il est plus facile de les atteindre et, par ailleurs, cet automassage peut se pratiquer à tout moment, en tout endroit et très discrètement. Il est possible de le faire en regardant la télévision, en voyage ou lors d'une pause dans le travail. Si vous ne parvenez pas à obtenir un résultat avec cet automassage, ne réagissez pas en considérant que la réflexologie n'apporte rien : sans doute un praticien qualifié aurait-il obtenu des résultats.

Nous ne vous recommandons pas l'utilisation de gadgets, dont les fabricants prétendent qu'ils donnent un traitement réflexologique : gardez bien en tête que les mains sont le meilleur outil pour masser les zones-réflexes. Il est également possible d'acheter des sandales spéciales, pour peu qu'on les utilise avec vigilance. Pour la plupart des marques de ces chaussures, la stimulation des zones-réflexes, si toutefois elle est obtenue, n'est pas répartie de façon régulière ; de ce fait, ces articles risquent de stimuler à l'excès certaines zones, et donc de créer un déséquilibre. Pour autant, certaines personnes trouvent agréable le port de telles chaussures ; sur de courtes périodes de temps, elles peuvent permettre de stimuler la circulation au niveau des pieds et des jambes, ce qui provoque une légère tonification de l'organisme et l'impression de disposer de plus d'énergie.

Il existe également des balles de massage, qui peuvent être très efficaces pour tonifier les muscles des pieds et stimuler la circulation sanguine. Elles permettent également d'atténuer la raideur qui se rencontre fréquemment chez les personnes âgées et ont parfois un effet relaxant sur la totalité du corps. Cela dit, ces balles ne dispensent pas un massage suffisamment précis pour que l'on puisse considérer qu'elles ont véritablement une action réflexologique.

La prise de conscience des bienfaits potentiels de la réflexologie permet une plus grande prise en considération des mains, et plus encore des pieds que l'on a trop souvent tendance à négliger. Prendre soin de ses mains et de ses pieds constitue un moyen de soigner l'organisme tout entier. Le massage réflexologique de ces parties du corps contribue à combattre les affections, mais également à les prévenir. Il favorise la relaxation du corps, ce qui limite le niveau de tension et de stress qui peuvent, par ailleurs, être gérés plus facilement.

8 Trouver un bon réflexologue

L'intérêt croissant qu'ont suscité les thérapies complémentaires au cours de ces dernières années a provoqué une augmentation très forte du nombre des personnes qui pratiquent ces différentes thérapies, ainsi que des structures et des programmes de formation.

En France, un médecin doit, pour exercer la réflexologie, suivre d'abord une formation en acupuncture. La pratique du massage étant réglementée, seuls les titulaires d'un diplôme d'État (masseur-kinésithérapeute, podologue ou infirmier) peuvent suivre une formation, en deux ans, pour inclure la réflexologie dans leurs domaines de compétence.

La plupart des réflexologues constatent que la plus grande partie de leurs patients leur arrivent à la suite d'une recommandation. Il est effectivement avisé de s'adresser à un praticien dont on sait qu'il est compétent. Si cette voie ne vous est pas possible, vous pouvez vous adresser aux organismes de formation, qui pourront vous donner les coordonnées de réflexologues exerçant dans votre région. Vous pouvez également obtenir des adresses auprès d'un certain nombre d'organismes représentatifs, qui vous fourniront des informations complémentaires sur leurs membres : vous pouvez en effet considérer qu'un réflexologue sérieux est adhérent à une structure professionnelle (voir Adresses utiles, p. 156).

Les techniques enseignées par les différents organismes de formation n'étant pas identiques, les traitements administrés par deux praticiens ne seront pas forcément similaires : ainsi, la pression exercée sur les zones-réflexes peut varier d'un thérapeute à l'autre. Par ailleurs, même si le principe de la réflexologie consiste à stimuler les zones-réflexes des pieds et parfois des mains, certains praticiens peuvent exercer de surcroît une pression sur d'autres points du corps, par exemple sur le visage ou l'oreille. On ne pourra pas alors parler d'une intervention réflexologique au sens propre du terme ; d'ailleurs, il ne semble pas que ces sollicitations complémentaires soient véritablement utiles, dans la mesure où toutes les parties du corps sont représentées sur les pieds et les mains.

Lorsque vous contacterez un réflexologue, il est tout à fait opportun de lui poser un certain nombre de questions : quelle formation il a suivi et depuis combien de temps il pratique. Vous pouvez en effet partir du principe qu'un praticien, s'il est compétent, ne verra aucun inconvénient à vous fournir ces informations. Par ailleurs, avant de démarrer un traitement, mettez-vous clairement d'accord sur les

●●●●●●
Il existe plusieurs «écoles» de réflexologie.

modalités financières, en prenant en compte le fait que le traitement va vraisemblablement se dérouler sur plusieurs séances. Et, lors de la première, vérifiez que son certificat est bien en vue, afin de vous assurer qu'il s'agit d'un réflexologue qui a vraiment reçu une formation.

Certains médecins commencent à inclure des praticiens des thérapies complémentaires dans leur cabinet. Il s'agit là d'une évolution très positive, qui devrait s'avérer bénéfique pour de nombreux patients. Parfois, un médecin traitant adresse un patient à un réflexologue.

La réflexologie n'exige pas un équipement élaboré, et il est fréquent que les praticiens exercent chez eux, dans une pièce qu'ils ont réservée à cet effet. Le traitement nécessite un siège inclinable, tout au moins quand le praticien a une approche professionnelle de son activité. Il existe aujourd'hui de nombreux centres de thérapies complémentaires ou alternatives, dans lesquels on trouve habituellement un réflexologue, au sein d'une équipe de praticiens d'autres thérapies.

La réflexologie et les autres thérapies

Souvent, la réflexologie n'est qu'une thérapie complémentaire proposée parmi d'autres par un praticien, et ce choix peut s'avérer utile. Toutefois, il est important, dans ce cas de figure, que le traitement réflexologique soit donné intégralement, c'est-à-dire qu'il comprenne un massage de toutes les zones des pieds, et pas uniquement de certaines d'entre elles. Certains thérapeutes utilisent la réflexologie comme moyen de diagnostic et traitent l'affection avec une autre méthode.

La réflexologie étant inoffensive, il est possible de la combiner avec d'autres traitements. Elle n'interfère pas avec un traitement médical, sauf si celui-ci implique la prise de certains médicaments ; si vous envisagez d'essayer un traitement par réflexologie ou le suivez déjà, informez-en votre médecin.

Si un patient suit un traitement par acupuncture, il est probablement peu opportun qu'il se fasse traiter par réflexologie, dans la mesure où les deux thérapies agissent de façon similaire sur l'organisme ; toutefois, il existe des cas où la réflexologie s'avère efficace et non l'acupuncture, et inversement.

La réflexologie peut se combiner avec l'ostéopathie, et certains ostéopathes administrent un traitement réflexologique avant de manipuler leur patient.

Il n'existe pas non plus de contre-indication en cas de poursuite d'un traitement par la phytothérapie ou l'homéopathie ; toutefois, il est préférable de ne pas commencer deux traitements en même temps. En effet, l'une des deux méthodes peut être efficace et, si des progrès sensibles sont constatés, il ne sera pas possible de savoir quelle méthode a porté ses fruits.

L'efficacité de la réflexologie peut parfois être favorisée par d'autres facteurs, le plus important d'entre eux étant le régime alimentaire. Il existe de nombreuses affections pour lesquelles le traitement réflexologique ne peut être efficace à 100 % que si le patient opère des modifications dans son régime alimentaire.

✹✹✹✹✹✹
Pour votre première consultation, préparez une liste de questions.

Il n'est d'ailleurs pas rare qu'un praticien recueille des informations sur ce dont se nourrit son patient et lui fasse des suggestions utiles. Il est possible qu'un régime alimentaire soit élaboré lors de la première séance, accompagné d'un schéma directeur orienté vers une alimentation saine.

Parmi les autres combinaisons efficaces avec la réflexologie, citons aussi les élixirs floraux de Bach, les vitamines et les sels minéraux. Les élixirs de Bach sont composés de trente-huit remèdes, tous préparés à partir de fleurs de plantes sauvages, de buissons et d'arbres, et qui sont utilisés pour traiter les états émotionnels, plutôt que l'état physique. Ces remèdes peuvent être utiles principalement quand il existe des états d'esprit négatifs qui peuvent faire obstacle à l'efficacité du traitement. Les vitamines et les sels minéraux peuvent également être des compléments utiles au traitement, tout particulièrement si le régime alimentaire est inadapté. Aujourd'hui, de nombreuses personnes prennent ces suppléments, car on les trouve prêts à consommer dans les magasins bio et les pharmacies ; le problème se pose de façon inverse, car on dispose d'un choix trop large. Le praticien sera souvent en mesure de donner des conseils sur l'utilisation et la justification de tels suppléments.

●●●●●●
N'hésitez pas à combiner plusieurs thérapies complémentaires.

Pour conclure, nous souhaitons que, après avoir décidé de suivre un traitement par réflexologie et trouvé un bon praticien, les résultats comblent vos attentes. Mais gardez en mémoire que la réflexologie ne prétend pas pouvoir traiter tout le monde et n'importe quelle affection ; en revanche, il est exact que la majorité des patients en retirera un bénéfice. Et n'oubliez pas que la réflexologie est sans aucun doute l'un des traitements les plus agréables à recevoir : se laisser aller pendant presque une heure et se faire masser toutes les zones-réflexes des pieds est véritablement une expérience relaxante, roborative et tout simplement merveilleuse.

Adresses utiles*

Centre de réflexologie
37, rue du Couëdic
75014 Paris
Tél. : 01.45.38.66.11.

Institut national pour l'étude de la réflexologie podale et des sciences annexes (INERP)
20, rue Jean-Baptiste Pigalle
75009 Paris
Tél. : 01.45.26.49.56.

Notice biographique sur l'auteur

Nicola Hall dirige la Bayly School of Reflexology en Grande-Bretagne. Elle est aussi présidente de la British Reflexology Association et l'auteur de plusieurs ouvrages sur cette thérapie.

---

* Ces adresses sont fournies ici à titre indicatif et ne sauraient en aucune façon engager la responsabilité de l'éditeur, ni des auteurs, ni des traducteurs.

Index

A
Allergies 106
Angine de poitrine 100, 126
Arthrose 95, 119
Asthme 99, 125
Attaque 91, 112

B
Bronchite 99, 126
Brûlures d'estomac 104

C
Calculs biliaires 106
Catarrhe 92
Circulation sanguine 30, 34, 38, 46, 47, 52, 75, 101, 127
Colite 106
Colopathie fonctionnelle 130
Constipation 105, 131

D

Dépôts cristallins 34
Diabète 122
Digestion (système digestif) 52, 81, 104
Dyspepsie 104

E

Eczéma 132
Emphysème 100, 126
Endocrinologie
(système endocrinien) 52, 65, 96, 121

F

Fatigue chronique 103
Flatulences 105

G

Goutte 96, 121

H

Hémorroïdes 106
Hépatite 106, 130
Hernie 104
Hypertension 101, 127

M

Mal de dents 94
Maladie de Parkinson 91, 113
Migraine 40, 91, 110
Muscles (système musculaire) 52, 58

R

Respiration (appareil respiratoire) 52, 73, 100, 125
Rhumatismes 95, 117
Rhume des foins 92

S

Sciatique 119
Sclérose en plaques 92, 114
Sinusite 92, 114

U

Ulcère 104, 129
Urticaire 133

Z

Zona 103, 129

IMPRIMÉ EN FRANCE PAR BRODARD ET TAUPIN
784 - La Flèche (Sarthe), le 18-02-2000.

pour le compte des
Nouvelles Éditions Marabout
D.L. mars 2000/0099/057
ISBN : 2-501-03011-7